U0348039

国家出版基金项目

盲人按摩师职业技能提高丛书

盲人按摩师与患者沟通技巧

成为品　主编

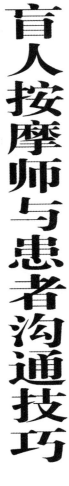

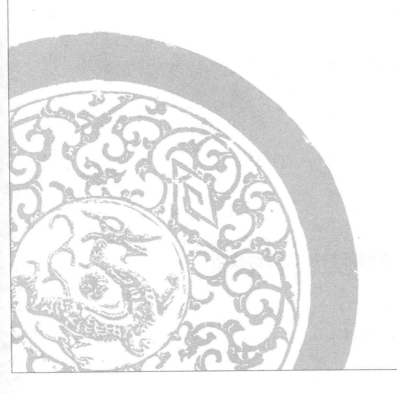

中国盲文出版社

图书在版编目（CIP）数据

盲人按摩师与患者沟通技巧/成为品主编．—北京：
中国盲文出版社，2012.8
（盲人按摩师职业技能提高丛书）
ISBN 978－7－5002－3873－7

Ⅰ.①盲…　Ⅱ.①成…　Ⅲ.①按摩师—人际关系
Ⅳ.①R244.1

中国版本图书馆 CIP 数据核字（2012）第 207487 号

盲人按摩师与患者沟通技巧

主　　编：成为品
出版发行：中国盲文出版社
社　　址：北京市西城区太平街甲 6 号
邮政编码：100050
电　　话：（010）83190019
印　　刷：北京中科印刷有限公司
经　　销：新华书店
开　　本：787×1092　1/16
字　　数：81.3 千字
印　　张：8.5
版　　次：2012 年 8 月第 1 版　2012 年 8 月第 1 次印刷
书　　号：ISBN 978－7－5002－3873－7/R·598
定　　价：10.00 元

《盲人按摩师与患者沟通技巧》编委会

主　编　　成为品

编　委　　许昌磊　成　严　吴月明　郝秋瑾

出版说明

　　为了满足广大盲人按摩师提高职业技能、强化能力建设的需要，在国家出版基金的大力支持下，我们组织编写了这套《盲人按摩师职业技能提高丛书》。

　　近几十年来，随着经济社会发展和人们康复保健意识的不断提高，社会对保健、医疗按摩人员的需求不断增长，数以百万计的健全人进入按摩行业，使得该领域的竞争日趋激烈，盲人按摩师面临越来越严峻的挑战。为了帮助盲人按摩师更好地适应日益升级的市场竞争，本丛书着眼于强化盲人按摩师的综合能力建设，旨在充实盲人按摩医疗知识储备、丰富盲人按摩手法和技法，以便帮助广大盲人按摩师更好地提高理论水平和实践技能，推进盲人按摩事业科学健康发展。

　　本套丛书共计 23 种，内容包括以下 5 个方面：第一，总结盲人按摩专家特色技法经验，挖掘与整理我国近 50 年来较具代表性的百位盲人按摩专家的特色技法，为盲人按摩师提供宝贵借鉴，如《百位盲人按摩师特色技法全书》；第二，着眼于提高临床按摩技能，深化盲人按摩师临床技能培训，如《颈肩腰腿病名家按摩技法要旨》、《内科按摩名家技法要旨》、《妇科按摩名家技法要旨》、《儿科按摩名家技法要旨》及《医疗按摩误诊误治病案总结与分析》；第三，挖掘与整理古今按摩学理论与实践经验，夯实盲人按摩师专业功底，如《古代经典按摩文献荟萃》、《中国按摩流派技法精粹》、《名家推拿医案集锦》及《现代名家按摩技法总结与研究》；第四，强化盲人按摩师综合能力建设，消除盲人按摩师与患者的沟通障碍，如《盲人怎样使用计算机》、《盲人按摩师综合素质培养》及《盲人按摩师与患者沟通技巧》；第五，拓宽盲人按摩师视野，为盲人按摩师掌握相关知识和技能提供帮助，如《实用康复疗法手册》、《美容与减肥按摩技法要旨》、《美式整脊疗法》、《亚洲各国按摩技法精髓》与《欧式按摩技法精髓》。

　　本丛书编撰过程中，得到中国盲人按摩指导中心、中国盲人按摩协会、中国中医科学院、中国康复研究中心、北京中医药大学、长春中医药大学、辽宁中医药大学、黑龙江中医药大学、天津中医药大学、中山大学、北京按摩医院等专业机构相关专家的指导和帮助，编委会成员、各分册主编和编者为本丛书的编撰付出了辛勤的劳动，在此谨致谢意。

　　鉴于本丛书集古今中外按摩学知识之大成，信息量大，专业性强，又是首次对全国数百位盲人按摩专家的经验进行系统挖掘和整理，在编写过程中难免存在不足甚或错漏之处，衷心希望各位读者在使用中给予指正，并提出宝贵意见，以便今后进一步修订、完善，更好地为盲人按摩师职业技能提高提供切实帮助。

《盲人按摩师职业技能提高丛书》编委会
2012 年 8 月

前　言

　　良好沟通能弥补和克服盲人的生理缺陷，让盲人走出家门，走上社会，走向成功之路。

　　盲人按摩是一项专业性较强的工作。1997 年国家相关文件规定，将盲人按摩分为医疗按摩（即取得中专以上学历者）和保健按摩（通过中、短期保健按摩培训者）两大类。医疗按摩属国家医疗性质，服务对象是患者；保健按摩属社会服务性质，服务对象是宾客。两者均需掌握相关按摩专业知识，与此同时，还要求盲人按摩师要掌握一定的沟通技巧。因为大多数宾客或患者是脑力劳动者，按摩师不仅要解除他们身体上的疲劳，还应能消除宾客或患者精神上的疲劳。实践也证明，一位好的盲人按摩师既应具备娴熟的按摩技能，又要拥有良好的沟通能力。

　　为提高盲人按摩师沟通能力，灵活运用说话技巧，以进一步满足广大宾客和患者的需求。我们编写《盲人按摩师与患者沟通技巧》一书，主要内容包括："概述"、"沟通的基本方法"、"沟通的技巧"、"消除沟通障碍的技巧"、"说服与拒绝的技巧"、"针对不同对象的沟通技巧"六部分。希望通过培训或自学，提高盲人按摩师在工作和生活中与人沟通的能力，巧妙并妥善地处理人际关系，使盲人更好地融入社会，提高服务质量，减少或杜绝不必要的矛盾和事件发生，进而促进我国盲人按摩事业健康稳步的发展。

成为品

2012 年 8 月 28 日

目　录

第一章 概 述

随着国际、国内交流与合作的日益广泛，人际沟通显得更加迫切，也更加重要。人生的所有努力，几乎都与沟通密切相关；人生的所有快乐，也几乎都是良好沟通的结果。盲人按摩师不仅要学会沟通，更要善于运用语言沟通技巧来弥补视觉交流缺陷，进而铺设美好的人生之路，开拓辉煌的事业。

第一节 按摩师的职业特点

按摩已有几千年的历史。自从有"按摩"开始便有了"按摩师"这一职业。按摩，又称按跷、推拿，是一种独特的医疗、保健方法，也是我国传统医学的重要组成部分。按摩师则是指那些以保健和医疗为目的的，在人体体表特定部位施以一定力度、深度以及频率的按摩手法的人员。

各行各业都有自己的特点，按摩行业也不例外。按摩师的职业特点可以归纳为专业性强、脑力与体力高度结合、服务对象差异性大、从业群体复杂等。

一、专业性强

按摩可分为医疗按摩和保健按摩两大类。由于两类按摩的性质不同，其服务对象、目的和特点也不相同。

医疗按摩属于医疗性质，其服务对象是患者。从事医疗按摩的人员必须具备医学专科学历并经考试获得执业医师资格（盲人医疗按摩师），才能拥有医疗按摩资质（即诊断和治疗权）。

保健按摩不属于医疗性质，而属于社会服务性质，它的服务对象是宾客（或患者）。从事保健按摩的人员经过保健按摩师职业资格培训，并经考核鉴定取得保健按摩师资格证书，即可从业。保健按摩师共分 5 级，即：初级保健按摩师、中级保健按摩师、高级保健按摩师、保健按摩技师和高级保健按摩技师。各级保健按摩师只能在各自职业范围内开展保健按摩工作，而不能行使执业医师的医疗行为权力（如不能扳动颈椎、胸椎和腰椎）。

按摩师实行严格的分类和严密的考核制度，是由于按摩师"专业性强"这一职业特点决定的。按摩职业以保健与医疗为目的，直接涉及人身健康，因此按摩师掌握专业知识的深浅和技艺的高低直接影响着服务质量与最终疗效。如果按摩师的基本理论不扎实、基本技能不纯熟、手法要领掌握不准确，不但达不到预期的保健与治疗目的，还极有可能损害人体健康，甚至发生医疗事故。

二、脑力劳动与体力劳动高度结合

按摩是一项体力劳动和脑力劳动高度结合的服务性工作，要求按摩师具有较高的综合素质。

一方面，在按摩过程中，按摩师不但需要长时间站立，而且施术中常用的推、拿、揉、捏等手法，都要求指、腕、臂、肘有一定力量，才可能产生渗透作用，达到治疗或保健目的。尤其是背法、扳法等大幅度按摩手法，更容易消耗按摩师的体力。另外，如果宾客（或患者）身体较强壮或十分受力，对于部分身体相对弱小的按摩师来说则是不小的考验。可见，按摩是一项高强度的体力劳动。

另一方面，按摩师不仅要完成基本的按摩服务，还需通过观察、交流或者触诊，进一步了解宾客（或患者）的情况，为其进行相应的健康指导。在按摩过程中，宾客（或患者）可能会提出各种各样的问题，按摩师应尽量解答。此外，有时按摩师需主动引导宾客（或患者）聊天，以缓解宾客（或患者）出现的紧张、不安等情绪。以上这些都需要按摩师掌握一定量的知识，运用自己的智慧灵活应对。所以说按摩还是一项复杂的脑力劳动。

三、服务对象差异性大

（一） 服务对象背景的多样性

按摩师的服务对象可能来自全国各地、甚至是世界各地，因此他们的年龄、民族、职业以及个人喜好、宗教信仰和文化素质千差万别，按摩师需提供与之相适应的服务。

（二） 服务对象体质各异

按摩是作用于身体体表的手法操作。每个人的体质存在着很大差异，就是同一个人，在不同时期，其身体状况也会发生不同的变化，按摩师要根据宾客（或患者）的具体情况，随时调整按摩的手法与力度。

（三） 服务对象素质各有高低

由于按摩师所面对服务对象的素质高低不一，因此在按摩过程中，按摩师可能会遭遇宾客（或患者）的挑剔、指责，甚至是骚扰。因此，按摩师必须时刻保持清醒的头脑，自尊、自重、自爱，冷静应对和处理各种情况。

四、从业群体的特殊性

特殊教育专业人士和社会大众普遍认为，盲人因其触觉灵敏、精神专注的独特优势尤其适宜从事按摩工作，同时这也注定了按摩从业群体的特殊性。

我国现有盲人近 1300 万。盲人是各类残疾人中就业障碍最大，也是就业最困难的群体。目前我国盲人的就业渠道非常少，就业率尚不足 30%。全国共有盲人医疗、保健按摩人员 13 万余人，正式接受过高等教育的盲人医疗按摩人员尚不足 500 人，约占盲人医疗按摩人员的 3%。

因此，大力发展盲人按摩事业，规范盲人按摩工作的行业管理成为当前盲人就业的重中之重。一方面，加强盲人医疗按摩人员的培养和保健按摩人员的培训，努力推动受过中等医疗专业以上学历教育的盲人进入医疗机构从事医疗按摩；另一方面，多途径安排受过保健按摩培训，并经职业技能鉴定取得职业资格证书的盲人从事保健按摩，使其自食其力，从而解决盲人就业难的问题，以减轻盲人家庭和社会的负担。

第二节　沟通是盲人走向成功的助视器

一、什么是沟通

所谓沟通，就是人与人之间思想和信息的交换，是将信息由一个人传达给另一个人，并逐渐广泛传播的过程。

沟通能力则是指沟通者所具备的能够胜任沟通行为的优良主观条件。简而言之，人际沟通能力指一个人与他人有效进行信息沟通的能力，包括外在技巧和内在动因。

表面上看，沟通能力似乎仅是一种能说会道的能力，其实它包含了一个人从穿衣打扮到言谈举止等一切行为能力。一个具有良好沟通能力的人，在人际交往中，能够将自己所掌握的专业知识与专业技能进行充分发挥，并给对方留下"专业"、"自信"的深刻印象。

二、良好沟通是人生走向成功的桥梁

人是具有社会属性的高等动物，社会是人与人相互作用的产物。马克思说："人是一切社会关系的总和"，"一个人的发展取决于和他直接或间接进行交往的其他一切人的发展。"而沟通恰恰是让他人对自己进行了解与认识的主要方式，因此沟通是一个人生存与发展的必备能力，是决定一个人走向成功的工具、桥梁。

（一） 社会活动需要沟通

生活中总不免要与他人沟通，但是沟通本身并不是件容易的事。想向他人表达一个意思，却始终说不清楚；要为他人办一件好事，最终却弄巧成拙；本想解除与他人的隔阂，结果却弄得更僵。所有这些都是沟通无效，或是沟通渠道不畅通的结果。

（二） 职业活动需要良好沟通

人类社会中的各行各业，无论是会计、工程师，还是医生、护士、教师，沟通技能都非常重要。研究表明：按摩师 70％ 的时间是用来与他人沟通，剩下 30％ 左右的时间用于分析问题和处理相关事务。

（三） 沟通是身心健康的保证

与家人沟通，能享受到天伦之乐；与恋人沟通，能品尝到爱情的甜蜜。孤独时，沟通能让你得到安慰；忧愁时，沟通能让你得到快乐。英国著名文学家、哲学家培根说：如果把快乐告诉朋友，你会获得两个快乐；如果把忧愁向朋友倾诉，朋友将会分担你一半的忧愁。

沟通在生活中无处不在，它是一门艺术，需要我们不断学习、不断领悟、不断反省、不断总结。有了好的沟通，就有了好的人际关系，人生的幸福指数也会相应提高。

盲人作为特殊的群体，由于先天或者后天的原因造成视力上的残疾，让盲人的视觉交流缺失，由此语言沟通便显得更加重要。"听觉"与"触觉"成为盲人感知世界的主要方式，而"说"则成为让社会和他人了解自己的重要渠道。因此盲人必须不断提升自己的沟通能力和技巧，以便让自己更好地融入社会，真正成为残而不废的有用人才。

第三节　良好沟通成就美好人生

不善沟通或无效沟通，是人生前进的最大障碍。成功人生最重要的经验就是：沟通制胜。

在中国历史上，能说善辩，精于沟通的人很多。晏子使楚，名扬千秋；苏秦善辩，穿梭六国；孔明机智，舌战群儒；解缙巧对，传为美谈；鲁迅、闻一多、周恩来、陈毅更是现代能言善辩的沟通精英。

一、沟通是人际交往的润滑剂

我们每个人都生活在一定的社会群体之中，盲人朋友也不例外，人际关系是个人与社会交往的纽带。而人际关系并不是凭空建立起来的，沟通在其中起了非常重要的作用。

不善于沟通的人不但会失去许多机会，而且也将导致自己无法与别人合作，更不可能获得社会的认同和资助。因此，盲人朋友不能生活在自己的孤岛上，只有与他人保持良好的沟通，才能获取自己所需的资源与信息，才能获得人生的成功，才能真正地融入社会。

二、良好沟通有效化解矛盾

日益发展的社会和纷繁复杂的生活，随便某一方面某一时刻的某一因素，都可能引起人们的矛盾与争执。

人民与政府之间，职员与公司之间，同事与同事之间，甚至是自己的两种不同想法之间都会产生矛盾和冲突。

文明社会最大的标志之一就是和谐，如果生活中的不和谐音符越来越多，如把美好误为丑恶、把善意误为恶意、把真诚误为虚伪……那么不和谐音符就可能成为我们人生中的一道阴影、一种难堪和一次痛苦。而沟通是消除矛盾、化解难堪和解除痛苦的一剂良药。

矛盾大多始于日常生活中鸡毛蒜皮的小事，一句玩笑、一篇文章、一个脸色或一则传闻都可能成为误会的原因。矛盾既已形成，无论是被误解了还是误解了别人，唯有互相沟通才能达到彼此谅解，消除误会。

如果意识到被误解了，最简单的办法就是直接与对方沟通，推心置腹，坦诚相见，切不可闷在心里，更不要胡乱猜忌。可以借一次家宴、一次座谈或一通电话说明原委，以心换心，化解心结，重归于好。记住：天下没有解不开的疙瘩，打不破的坚冰和过不去的火焰山。

三、促进良好沟通的 19 种方法

怎样处理好人际关系？怎样使人际关系变得更加融洽？下面是促进良好沟通的 19 种方法。

（1）尽可能地鼓励别人，及时地称赞他获得的成功——即使是很小的成功。记住：称赞永远都不会是多余的。

（2）在任何时候都要给别人保留脸面，不要让人

感到难堪，不要贬低别人，更不要夸大别人的错误。

（3）在别人背后只说他的好话。如果实在找不到话题，那就保持沉默。

（4）仔细观察别人，你会发现他做的好事。当表示赞许时，要充分说明理由，这样称赞才不会有谄媚之嫌。

（5）尽可能不要批评别人，不得不批评时最好采取间接方式，并且要始终对事而不对人。记住：永远不要以书面形式批评别人。

（6）要允许别人偶尔自我感觉良好，但自己要时刻谦虚谨慎、戒骄戒躁。如果想树敌，就处处打击别人；如果想得到朋友，就要得饶人处且饶人。

（7）犯错误时，要及时道歉；当受到指责时，最好主动负荆请罪。

（8）要多提建议，而不是发号施令。这样做，能够促进合作关系，避免矛盾。

（9）尽可能少说话。要给别人诉说的机会，而自己甘愿做一个好的听众。

（10）不要轻易打断别人的话，即使他说错了。

（11）要试着站在对方的立场上分析或看待事情。印第安人说："首先要穿别人的鞋走上一段路。"

（12）不能总是自己有理。你可以比别人聪明，但是不要告诉对方。要勇于承认也许是自己错了，这样可以避免一切争端。

（13）常可赠送一些小礼品，可以没有任何理由，只为寻找让别人快乐的途径。

（14）发生矛盾时，要保持镇静。首先倾听对方的意见，努力寻找双方的共同点，同时还要用批评的眼光看待自己，向对方保证考虑他的意见。

（15）注意时刻保持微笑。

（16）要努力记住对方的名字，这表明你对他的尊重。

（17）要想办法让自己与每一个人沟通时，包括在电话中，都让对方产生好的感觉——首先是对他自己，然后是对你的行为，最后是对你。

（18）要尽快宽恕别人，不要记仇。

（19）当你想到对方时，要给予他最好的问候和关怀。

第四节　对人际沟通的总体要求

一、微笑服务

盲人按摩师在为他人服务或与人交往中，都应面带微笑。因为微笑能让对方马上感受到你的真挚与诚恳，并从微笑中满足了自尊心。所以微笑是一种最简单、最直接的沟通艺术。

盲人按摩师的职业属于一种服务性行业，因此见人微笑相待、讲话微笑相伴，是热情待客的表现，也是一种美德。俗话说："笑迎天下客。"因此，微笑是服务工作的宗旨，是与患者或宾客打交道的基本态度。

正如一位哲人所说："微笑，它不花费什么，但却创造了许多成果。它丰富了那些接受的人，而又不使给予的人变得贫瘠。它在一刹那间产生，却给人留下永恒的记忆。"

微笑服务是一种力量，它不但可以赢得高朋满座，而且还可创造无价的社会效益，建立良好口碑。在按摩市场竞争如激烈、强手林立的形势下，要想使自己占有一席之地，优质服务是至关重要的。而发自内心的微笑，又是其中的关键。

盲人按摩师让自己的服务从微笑开始吧，它体现了人际关系中友善、诚信、谦恭、和蔼、融洽等最为美好的感情因素，它会向患者和宾客传达你对他们的尊重，并可瞬间拉近你们双方的心理距离。

当遇到委屈时，也可以从微笑开始，用微笑化解心中的忧郁，调节与患者和宾客之间的矛盾。

微笑地赞扬他人，会让对方感到你的诚心；微笑地批评他人，会让对方感到你的善意；微笑地拒绝他人，会让对方体谅你的难处。

二、文明礼貌

常言道："良言一句三冬暖，恶语伤人六月寒。"礼貌待人、文明讲话体现了一个人的文化素养，更体现了一个人的品质。说粗话、不礼貌的行为不仅有损个人形象，而且对别人来说也是一种听觉上的污染。

礼貌待人既要在人前做到，也要在人后做到，即在背地里不指责、议论或谩骂某个不在场的人。

对于背地里说别人坏话这种现象，为什么许多人会熟视无睹，并习以为常呢？社会学家说："社会生活紧张，心理压力大，竞争激烈，人际关系复杂多变，因此一些人借议论和责骂别人来表达、发泄自己的不满和失意。"但这种态度和习惯是解决不了任何问题的，还有可能使事情变得更糟。更重要的是，说别人的坏话、责骂别人，不仅会损害别人，同时也会损害自己的形象和利益。

三、言简意赅

语言是信息的主要载体，但信息的传递与交流却不像传送物品那样简单，有可能会走样、错位，甚至南辕北辙，事与愿违。盲人按摩师在与人沟通时，要注意自己所要表述的内容要简单明了，讲话时吐字清晰、语速适中，切不可吞吞吐吐或欲言又止，如此会让人觉得不爽快，影响沟通效果。也不要用鼻音来表达意见，如不要用"嗯"、"喔"等鼻子发出来的声音表达个人意见。这些音调虽非粗话，却会令对方产生不受尊重的感觉。

因此，沟通时既要善于应变，又要措辞清晰明了，准确表达自己的意思。

四、双方同步促进沟通

在实际沟通中，彼此认同既是一种可以直达心灵的沟通技巧，也是沟通的目的之一。认同的前提是观点同步，而认同的目的是为了达到同步，这就形成了一个奇妙的循环：同步→认同→同步。

毫无疑问，后一个同步是在认同基础上达成的共识和一致行动，相比前一个同步已经有了质的飞跃。

沟通关系都是从同步开始跨出第一步的。当沟通双方都能从对方的角度看问题时，就形成基本的同步了。下面介绍一些寻求同步的技巧，愿这些外在技巧能配合你的内在想法，让你的沟通过程更加顺利。

（一）利用呼吸促进沟通

呼吸是我们每分每秒都在做的动作，是所有人的共同点。心理分析导师皮科·嘉尔曼教授认为："呼吸的同步具有诱导性，它可诱导沟通者的心灵发生感应，从而使双方步调一致，彼此配合。"那么，我们将怎样利用这个共同点来促进与患者、宾客或朋友的沟通呢？

首先，选择最合理的空间位置。研究表明双方保持90°角时，最能感应到双方呼吸，且感受到的呼吸最全面。这种体位恰恰是按摩师在工作中与患者、宾客之间最常出现的体位。当然，根据环境不同，也可采取面对面等其他空间位置。

其次，观察彼此的呼吸节奏，尽量保持与对方的呼吸同步，即对方呼气，你也呼气；对方吸气，你也吸气。同时注意掌握呼吸的轻重缓急。

最后，当自己讲话时，也应尽可能地配合对方的呼吸，而吸气则可稍加忽略。

（二）　利用共同姿态促进沟通

研究表明：人体常用的姿态不过三十几种，按人类总人口比例来分配，平均 2 亿人就共有一个姿态。这的确是个惊人的比例，换句话说：你每做一个动作，就可能有 2 亿人有做同样动作的习惯。

倾听他人讲话是沟通的必要条件。如果在倾听时找到彼此姿态上的共同点，那么一定会增加谈话双方的认同感。倾听时，点头的频率可以与对方语言的节奏相一致。当谈话双方的姿态和动作渐渐变得相似时，也表明沟通正在深入。因此，沟通越深入，姿态也就会越相似。例如：几十年的老夫妻，经历了岁月的风风雨雨，由于长期的相处与沟通，使得他们在彼此的姿态、表情上都会变得酷似对方。

盲人按摩师主要依靠听觉、触觉、嗅觉、运动觉等认识物体的空间关系和自己所在空间的位置，进而形成空间知觉并指导自己的定向运动。由于视觉的丧失，让盲人按摩师更加注意获取听觉信息，因而形成较高的听觉注意力，对声音信息的分析也更为细致，并经多年的听觉经验积累，造就了较强的听觉记忆力能力。因此，盲人按摩师在与人沟通时，应充分调动自己的这些代偿功能，认真感知对方，进而促进彼此的沟通与交流。

五、把握说话分寸

有的话题并不适宜随便拿来谈论。因此，说话要注意场合，讲究分寸。

按摩师的服务对象如果是患者，而患者不幸的是癌症、动脉硬化等一些顽固性疾病，按摩师在谈话中切不可显得愁眉不展、摇头叹息，更不能过分地施以怜悯。这些都会造成患者很大的心理负担。最好的办法是好言安慰、积极鼓励，诸如"乐观点，平时要多注意……"、"一切都会好的"之类的话。更重要的是，最好把对方看成像健康人一样，不要过多提及他的疾病，尽量选择一些轻松的话题，但在选择手法时要谨慎。

另外，别人的不幸遭遇也是禁忌之一，如婚姻破裂、家人去世等。如是对方主动提起，则需表现出同情的态度，并认真聆听对方的诉说，但切不可为了满足好奇心而追问不休。

有关个人经济能力的问题也是被限制的话题之一，比如某人买了一件东西，你不断追问"这多少钱"，会令人觉得你是个俗不可耐的人。此外，关乎个人经济收入等隐私性问题，最好也不要轻易触及。

尽量避免提及过时的话题，因为你自认为是新闻，但可能却是很久以前的事了，你迫不及待、兴高采烈地和别人诉说，别人却只能勉强装作新奇，反倒显得你孤陋寡闻了。

在人际交往中，除非极其亲密的朋友可以无所顾忌外，一些特殊的话题应尽量避免，比如讲笑话。因为来按摩的人大多是来改善症状或是休息的，如果按摩师讲得毫无趣味，患者或宾客碍于情面还得刻意地附和。

除此之外，一些矛盾性话题也应尽量避免。在不清楚对方立场的情况下，过早地表明自己的态度，不但交不到朋友，反而会让自己树敌。特别是有关宗教、政治等问题，按摩师在谈话中应尽量不涉及，即使对方提起，最好是随声附和，不轻易表明态度。

六、善用赞美语言

学习沟通最困难的一项，便是建立信任关系。适当地使用赞美的语言，是建立信任关系的有效途径之一。如果无法做到在适当的场合、适当的时间，说出适当的话，使对方喜悦并接纳自己，则为失败的沟通。

适度的赞美是成功沟通的催化剂。只要细心观察，总可以从对方的穿着、服饰、谈吐、内在修为、学识、工作态度、精神毅力等方面找出赞美点。

赞美必须是真诚的、发自内心的，因此按摩师平时应注意修炼自己说话时的语气与措辞。要让赞美的话语自然地流露出来，不矫揉造作、不虚情假意。

第二章　沟通的基本方法

第一节　善用语言沟通

沟通的基本方式是说话。一个会说话、善于说话的人，能够准确、恰到好处地表达出自己的思想、感情与意图；能够把道理讲得条理分明、形象生动；能够轻松地让他人清楚并理解自己的话语。同时，还能够从交谈中，揣测他人说话的意图，增加自己对他人的了解，并从中得到有益的启迪。

说话是一门艺术，只要掌握了巧妙说话的方法，我们就能在纷繁复杂的人际交往中，游刃有余，无往不利。

一、尊重别人

交流的基本准则：不揭露他人隐私，更不能攻击他人。简而言之，就是要尊重对方。

在交流中，态度要诚恳，谈话要掌握分寸，遇事要设身处地为他人着想。即使对方确有缺点，也不可抓住不放，喋喋不休，最好是委婉地批评，并适可而止。

常言道："要想别人尊重你，首先必须尊重别人"。

二、不要冷落任何人

交谈中，忽略或无意中冷落他人，如同在宴会中赶走客人一样荒唐和不可思议。千万记住：当你发言时，不要让任何人感到被忽视。对于有视力者来说，你的双眼应不时地环视周围的每一个人，留心观察他们的面部表情和反应；对于有视力障碍者，应时而把头部微微转动，以保证面向所有的声音来源，即周围的听众。

三、不要随便打断别人谈话

随便打断别人的讲话，是缺乏礼貌的表现。当不得不打断别人时，应首先礼貌、真诚地表示歉意。更不要用以下内容打断别人的讲话。

（1）不要用他人的话来打岔。

（2）不要提出不相干的意见来打岔。

（3）不要用鸡毛蒜皮的小事来打岔。

第二节　运用身体语言沟通

一、用身体去"说话"

早在 2000 多年前，伟大的古希腊哲学家苏格拉底就注意到了身体语言，他指出："高贵和尊严，自卑和好强，精明和机敏，傲慢和粗俗，都能从静止或者运动的面部表情和身体姿势上反映出来"。

（一）声音、语调和外表

研究表明，声音、语调和外表占全部印象的 90% 以上，具体百分比如下：

1. 整体仪态与行为举止占 55%

整体仪态与行为举止能够让人很快地产生第一印象。你的一举一动（包括面部表情）产生的作用比语言要强 8 倍。

2. 声音占 38%

即便是同一句话，不同的语调、声高和语速，都会让人产生不同的理解。因为沟通产生的影响有 1/3 来自声音，因此必须把自己的语调、声高和语速调整到一个适中并容易让人接受的程度。

3. 语言占 7%

语言在沟通中的比例也许不高，但要记住，当视觉沟通的效果减弱时，剩下的就只有语言信息的传达了。

因此，要让信息完整地传达给对方并使之充分被理解，传送信息时除了语言之外，必须伴有恰当的身体语言、语音语调，并适时而贴切地加强语气。

身体就像一个信息传送器，时刻传达着人们的心情和状态。语言通常表达着正在思考的东西或概念，而非语言信息则传递着情绪和感受。

（二）姿势、表情和动作

姿势、表情和动作，往往能够泄露一个人的真实想法与个性。那些隐藏在内心深处的情绪，也会通过身体语言传递出来。

1. 开放与接纳的势态

咧着嘴笑，手掌打开，双眼平视。

2. 配合的势态

谈话时，身体前倾，坐在椅子边缘；全身放松，双手打开；解开外套纽扣；手托着脸。

3. 缺乏安全感的势态

捏弄自己的皮肤，咬笔杆，两个拇指相互绕动，啃指甲。

4. 挫折的势态

呼吸急促，紧握双手不放，拨头发，抚摸后颈，握拳，绞扭双手，用食指指点。

5. 防卫的势态

双臂交叉于胸前，偷瞄、侧视，抹鼻子，揉眼睛，笑时紧闭双唇，紧缩下巴，说话时眼睛看地上，双手紧握，握拳做手势。

如果希望给对方留下好印象，必须学会控制那些负面的身体语言。说话时，注意自己的手势、姿态，避免行为和言语出现矛盾，让别人产生不信任感甚至是敌意。

在人际交往中，从解读身体语言得来的信息，往往比从言语中得来的信息要多。因此，视障朋友应充分利用自己的身体语言，增加自己话语的可信度，让沟通过程更通畅。

二、手势语言

身体不会撒谎，它会传达出一个人最真实的想法，因为身体总想把某些压抑的情绪表达出来。在所有的体态语言中，手势语言用得最多，其包含的意义也更加丰富。

手势，即手的动作与姿势，是一种极其复杂的符号，能够传达一定的信息、思想甚至感情。

手势的作用有三：一是澄清和描述事实；二是强调事实；三是吸引注意力。

（一）手势是语言的重要配角

人类在社会活动中，基本的沟通工具是语言，而语言包括有声语言（含书面语）和手势语言两种。研究表明：原始人在社会交往中，有声语言和手势语言随着思维的发展而发展，同一种思维是两种语言的共同基础，两种语言是同一种思维的语言表现。

古罗马政治家西塞罗曾说过："一切心理活动都伴有指手画脚等动作。手势恰如人体的一种语言，这种语言甚至连野蛮人都能理解。"法国大画家德拉克洛瓦也曾指出："手应当像脸一样富有表情。"他们的话从不同侧面指出了手势的重要性。通常情况下，人们通过手的接触或手的动作可以解读出对方的心理活动或心理状态，同时也可将自己的意图传达给对方。

但是，在运用手势语言时，应注意如下几个方面：

（1）在指点物品时，若是较大物品，用全手掌指出；若是较小物品，可用一根手指指出，即用食指去指。两种方式都需注意手心要向下。

（2）整个身体的动作要与手的动作协调一致。

（3）当展示手掌时，不要张开手指，也不应翘起拇指。正确做法是：把大拇指稍稍向内弯曲，其余四指轻轻并拢。

（二）手势是语言的必要补充和强化

手势可以传递信息，如握手、招手、摇手等；手势可以表达多种语义，如祝贺、过来、去吧、不同意、为难等。

此外，双手指尖相合，形成塔尖型，表示充满自信；不自觉地用手摸脸、摸鼻子、擦眼睛，是说谎的反映；用手指敲打桌面，表示不耐烦、无兴趣。

盲人按摩师在工作中，迎来送往，因此握手成为一种重要的常用礼节，而握手传达的含义也更加丰富、细腻。

（1）握手既轻且时间短，被认为是冷淡、不热情的表示。

（2）紧紧相握、用力较重，是热情诚恳的表示，或是有所期待。

（3）握手力度均匀适中，说明情绪稳定。

（4）握手时拇指向下弯，又不把四指伸直，表明不愿对方完全握住自己的手，是对对方的一种藐视。

（5）握手时手指微向内屈，掌心稍呈凹陷，是诚恳、虚心、亲切的象征。

（6）用两只手握住对方的一只手，并上下轻轻摇动，是热情、欢迎、感激的体现。

（7）一触到对方的手旋即放开，是冷淡和不愿合作的反映。

正确地掌握手势语言，对我们的语言能力是一种必要的强化和补充，对沟通有着积极的作用。

三、表情语言

表情语言是人们情绪变化的寒暑表。许多心理学家经反复试验证实：人们的情绪变化，往往都会在面部有所表现。盲人按摩师由于视力障碍，不会看到对方的表情，但是按摩师应了解自身的各种表情。

（1）当人们情绪欠佳或心怀不满时，身躯往往静止不动，脸上表情木然，脸部肌肉下垂。

（2）当心情愉快时，往往表现为活泼好动、喜形于色，甚至手舞足蹈，脸部肌肉动作趋向向上。

（3）当人们专心致志地思考某一问题时，往往嘴巴紧闭，身体前倾，眉毛紧锁。

（4）当人们对某一事物表示不以为然或轻蔑时，往往脑袋稍偏，嘴角斜翘，鼻子上挑。

（5）当人们感到诧异或吃惊时，往往口张大、眼瞪大、眉挑高等。

表情语言是心理活动的反映，往往有什么样的心理活动，就会产生什么样的面部表情。当盲人按摩师能够灵活、积极地利用各种丰富的表情与人交流时，定会使自己的魅力大增。

在表情语言中，笑容是一种很重要的体态语言。在口语交际中，微笑是很好的润滑剂，它能够迅速缩短双方的心理距离，建立融洽关系。运用笑容语言时，应注意以下两个方面：

1. 笑的时机要恰当

要注意笑的时机、场合。该笑的时候笑，不该笑的时候不能笑。在欢庆的场合、在轻松的气氛中、在诚恳坦率的交谈中，应该笑；但在谈起不见好转的病情、同去世同志的家属谈话、说起工作中的重大失误和损失时，便不能面带笑容。

2. 要掌握笑的分寸

在日常生活中，笑的种类有很多：①最优美的笑是自然的笑；②最诚挚的笑是发自内心的笑；③最幸福的笑是甜蜜的笑；④最高兴的笑是眉开眼笑；⑤最巧妙的笑是会心一笑；⑥最愉快的笑是又说又笑；⑦最害羞的笑是低头含笑；⑧最动人的笑是含泪而笑；⑨最幽默的笑是别人笑自己不笑；⑩最调皮的笑是笑了又笑；⑪最自豪的笑是哈哈大笑；⑫最难为情的笑是捂着脸羞答答地笑；⑬最难看的笑是皮笑肉不笑；⑭最难听的笑是狂笑；⑮最可怕的笑是嘲笑；⑯最残酷的笑是冷笑；⑰最阴险的笑是狞笑；⑱最恶毒的笑是奸笑。

可取的有微笑、轻笑、大笑等。微笑是一种不露齿的笑容；轻笑是上齿尚未露出，嘴巴微微张开的笑容；大笑则表现为嘴巴张成 O 型，上、下牙齿均可看见。

在谈话中，一般以微笑为基调。微笑是一种恰到好处的可控性笑容，它让人觉得和蔼、可亲。微笑时，面部肌肉容易控制，因此可较长时间地保持笑容。按摩师应注意：要笑得自然大方，得体适度。那种龇牙咧嘴的笑、嘻嘻逢迎的笑、挤眉弄眼的笑，都会给人一种不愉快的感觉和不良印象。

笑容可反映出一个人的文化修养，因此按摩师应不断地提高自己的文化素养，让笑容真实地反映出自己美好的心灵。按摩师还要注意的是：只有发自内心的笑，才能真正地感染对方，而嘲笑、冷笑、幸灾乐祸的笑都要尽量避免。

四、姿态语言

姿态语言是指通过坐、立等姿态变化表达语言信息的身体语言。一般来说，人们在各种场合的身姿都是一种无意识的心理表现。在相互交往中，人们往往可以从你的姿态中了解到你的心声，并确定自己的内心感受。

姿态语言可以表达自信、乐观、豁达、庄重、矜持、积极向上、感兴趣、尊敬等语义，同样也能表达与其相反的语义。例如：在社交场合，男性张开腿而坐，是自信、豁达的表现；女性拢膝而坐，是庄重、矜持的表现。挺胸抱肩而立，给人以自信甚至傲慢的感觉。服务员双手腹前交叠，身体微微前倾，表示随时为您服务的含义。

人们在交谈中，通常采取两种姿势：站姿和坐姿。

（一） 正确站姿

站立交谈，首先必须有比较好的站姿，既不能古板，又不能太过随意；其次，在接近对方的重要部位时，会让对方产生本能的压迫感。因为心脏在左侧，在站立交谈中，如果站在对方左边，更容易掌握主动权和控制形势。

此外，若是与比较熟悉、关系亲近的人站着交谈，可适当地用手轻轻拍打对方的肩或背部，这样容易产生亲近感；同时，也会消除对方的压迫感。

站立交谈时，切忌不可摇来晃去、斜肩弓背，这样都会有损自己的形象。

（二）正确坐姿

正确坐姿，一方面能够给人以端庄、平和的印象，使人产生好感；一方面能够给交谈带来方便。同时，坐姿本身是一种身体语言，可以向对方传递一种信息。

正确坐姿要求：端庄而优美，给人以文雅、稳重、自然大方的美感。

（1）入座时要轻、稳、缓，神态从容自如。

（2）坐在椅子上，双肩放松，两臂自然弯曲放在腿上（或椅子扶手、沙发扶手上），掌心向下。上身立腰、挺胸。

（3）双膝自然并拢，双腿正放或侧放，双脚并拢或交叠或成小"V"字形。

（4）男士在坐位时，两膝间可分开一拳左右的距离，双足可呈小八字步或稍分开以显自然洒脱之美，但不可尽情打开双腿，那样会显得粗俗和傲慢。如长时间端坐，可双腿交叉重叠，但要注意将上面的腿向回收，脚尖向下。

（5）女士入座尤其要娴雅、文静、柔美。入座后，两腿并拢，双脚同时向左或向右放，两手叠放于腿上。如长时间端坐可将两腿交叉重叠，但要注意上面的腿向回收，脚尖向下，以给人高贵、大方之感。

（6）坐在椅子上，应至少坐满椅子 2/3，宽座沙发则至少坐 1/2。落座后至少 10 分钟左右不要靠椅背。时间久了，可轻靠椅背。

（7）谈话时应根据对方位置，将双膝侧转向交谈者，上身仍保持挺直。但不可出现自卑、恭维、讨好的姿态。

（8）离座时要自然稳当，右脚向后收半步，而后站起。

（9）女子入座时，若是裙装，应用手在后面将裙子稍稍拢一下，不要坐下后再拉拽衣裙，那样不雅观。正式场合一般从椅子的左边入座，离座时也要从椅子左边离开，这是一种礼貌。

（10）男士、女士需要侧坐时，应当将上身与腿同时转向同一侧，但头部应保持朝向前方。

（三） 交谈距离

每个人都有自己的安全空间，因此在交流中应注意把握彼此间的安全距离。若距离太近，会让对方感觉受到侵犯，引起对方防御、抵抗性反应；若距离太远，则会让人产生被忽视、被冷淡的感觉。那么到底什么样的距离才是最合适的呢？这要视双方采取的姿势而定：

（1）如果双方都采取站姿，那么双方的距离最好应保持一臂间隔，距离太近会让人产生压迫感和对立感。

（2）如果一方站立，一方坐着，则距离应该稍微接近一些，两者之间最好保持一臂间隔左右。

（3）如果坐着交谈，距离可以接近到一臂间隔。

（4）如果双方交谈时隔着桌子，则人与桌子之间的距离，应保持在一个拳头左右的距离。

五、服饰语言

在人际交往中，第一印象往往十分重要，而初次见面首先引起对方注意的往往是你的服饰和仪表。

服饰和仪表的基本要求是：干净、端庄、整齐、得体，给人以清爽、精神的感觉，让人看了舒服。

（一）讲究配色艺术

色调是构成服饰美的重要因素之一。

一般来说，红色热烈，橙色兴奋，黄色光明，绿色清新，黑色沉静，蓝色庄重，紫色神秘，白色纯洁。就色彩本身而言，协调的搭配方法是：同类色相配或近似色相配，这样搭配让人看着顺眼、舒适、平和；大胆、创新的搭配方法是：强烈色相配或是对比色相配，使人看上去醒目、与众不同。不同的色彩搭配法，产生的效果也会截然不同。

（二） 注意款式选择

一个善于用服装装饰自己的人，在选择服装时，既要适合自己的体型，又要与自己追求的风格统一起来。要想使衣着展示出自己沉稳、高雅的风度，那么衣服的款式一定要以简洁大方为原则。流畅的线条、简洁的式样配以高级的面料，定能达到预期的效果。

在正式的工作环境中，应选择稳重、文雅的着装。即使平常喜欢穿着随意、不修边幅的人，在庄重的社交场合也不应过于随便，那样会让人产生不尊重别人的感觉。相反，在一些轻松的社交场合，或个人的业余活动中，则可选择活泼、鲜艳、式样随意的衣服。

第三节　运用书面语言沟通

一、使用书面语言

运用书面语言沟通的好处：一是，书面语言是有形的展示，可以长期保存；二是，书面沟通的语言更加周密，且逻辑性强，条理清楚；三是，书面沟通的内容易于保存、复制。

当然，书面沟通也有缺陷：首先，相对于口头沟通，书面沟通耗费时间较多。即在相同时间内，口头沟通比书面沟通传达的信息要多得多。其次，书面沟通不能及时提供信息反馈。如无法确保信息能否被接收、理解，并达到预期目的。

二、书面语言要求

书面沟通语言应做到简明扼要，具体做法如下：

（一）　使用精确、简练的词汇

其实文章不必大量地堆砌辞藻，那样反而让读者阅读起来有困难。选择那些表达最精确、最简练、读者最熟悉的词汇，甚至这些词汇在进行面对面交谈时也经常使用。

（二）　适当使用较长词语

在句子中涉及事物名称或技术词汇时，可以使用长词；为了更精确地表达思想，也可以使用长词；如果可节省使用的短词，可以使用长词；如果使用的长词是人们所熟知的，并且比使用短词更有效果，那么也可以使用长词。

无需盲目地削减长词，而只需削减其中不必要的词汇。运用最能表达你思想的词汇，运用让读者感到更加熟悉而亲切的词汇，运用那些具有丰富含义的词汇，会让书面沟通变得更生动、更有说服力。

（三）　使用短句

在书信中填充大量华丽的短语、过度堆砌词汇、使用结构复杂的句子，这些都不利于对方的阅读和理解。

长句会阻碍读者对信息的阅读和理解，或削减按其指令行动的可能性。而短句则有助于将思想分类，使每一要点清晰可见，也便于读者把握文章的思想。短句不会使文章过分简单化，反而会使读者容易阅读和理解。下面有 3 种方法可使长句变为短句：

其一，删去不必要的词汇。

其二，删去复合句的连接词，使复合句成为两个简单句。

其三，删去过多的修饰词，以减少句子的复杂性。

（四） 删除冗繁短语

在行文中，时常混有许多不必要的短语，这些多余的词汇既花费了读者很多精力，又增加了句子的长度，给阅读造成困难。但在现实生活中，这种重复如此普遍，以至于我们几乎很少认识到，它们一遍又一遍地重复，而没有附加任何新的信息，比如：铅心的笔、完全全面的等等。

（五） 分离复合句

当两个句子含有一种意思且只含有一种意思，同时它们只有一个主语和一个动词时，就一定要合并。试着去掉"并且"、"但是"这类连接词，把"并且"、"但是"等连接词用句号代替。

（六） 减少复杂句型

减少句子的复杂结构可以使文章更容易看懂，让读者更容易抓住你的中心思想。

第四节　运用网络沟通

网络沟通是指通过基于信息技术（IT）的计算机网络来实现信息的沟通活动。网络沟通是人与人之间思想、感情、观念、态度的交流过程，是情报相互交换的过程。

一、网络沟通的优势

网络沟通已成为人际沟通的主要渠道之一。随着计算机应用在盲人朋友中的普及，特别是互联网的应用，使越来越多的盲人朋友通过电脑与外面的世界建立起更广泛的联系。因此，网络沟通成为盲人朋友与社会、与他人交流沟通的有效工具之一。网络沟通的优势主要表现在以下几个方面。

（一）交互性

传统媒体将信息单向传递给受众，网络传播则提供一种双向传输的信息渠道。

传统媒体的传播特点是：

（1）报社、电台、电视台是传播中唯一的信息来源。

（2）信息单向流动，即由信息源向终端点"受者"流动。

（3）终端点彼此孤立，没有联系。

（4）信息源批量复制同样信息，单向传至诸多终端点。

上述结构使传统媒体只根据自己的判定决定信息，而受众只能照单全收，形成"我传你受"的传播定势。

网络媒体则是完全不同的一种平等交流的信息平台。网络传播的特点为：

（1）没有中心信息源，任何一个节点都可向其他终端点发送信息成为信息源。

（2）任何节点都可以向发送信息的节点传回反馈信息，即实现双向流动。

（3）网络各节点之间并不孤立，任意两点都可以通过网络进行双向信息交流。

（4）任意两点间的交流路径不只一条。

（二）海量性

网络将全世界的计算机连接起来，形成了一个巨大无比的数据库。世界上任一时间、任一地点发生的任一事件都有可能成为网络信息而被广泛传播。与传统媒体相比，由于网络得天独厚的技术优势，让它逃脱了报纸版面、广播电视固定时段、节目容量等诸多限制，使电脑网络几乎将全世界的信息全部包揽。

（三）多媒体

报纸利用文字、图片传递信息，广播以声音发送信息，电视借助声画播放节目，而网络则兼容了文字、图表（片）、声音、动画、影像等多种传播手段。

网络传播的多媒体特点最大限度地实现了各种传播形式的"兼容并蓄"，丰富了新闻传播手段。同时，受众也有了众多的自由选择，可以根据自己的喜好选择有字无声、有声有像、图文并茂等多种形式的传播媒介。

（四）　即时性

报纸使用纸质媒介传递信息，传递速度受限于交通手段和零售环节；广播电视采用无线电磁信号形式，受限于信号传输覆盖面积，超出传输范围之外则需其他手段帮助获取信号；网络传播载体是光纤通讯线路，光纤传递数字信号速度为每秒 30 万公里，瞬间可达世界上任何地方，从而在技术环节上保证了网络新闻传播的即时特点。

（五）　个人化

《数字化生存》一书指出：大众传媒应该重新定义为"发送和接收个人化信息和娱乐的系统"。网络传播的个人化特征非常明显，技术带来的优势能够让受众从容地利用各种检索工具在各类数据库中"各取所需"；受众还可以自由的选择信息接收的时间、地点以及媒介的表现形式。与此同时，作为网络传播另一端的传播者也可用一种"信息推送技术"，根据用户的需求为其推送信息的专门化服务。信息的传播在网络中显得个性张扬、特色鲜明。

（六）　网络资料格式统一

网络中的各类文档均能以 HTML 格式表现出来，这样为广泛沟通提供了可能。此外，浏览器的使用为 Internet 的崛起提供了保障，浏览器成为真正的跨平台操作系统。

二、网络沟通的主要形式

网络沟通是一种特殊的沟通方式，其实网络的本质就在于沟通。网络沟通方式的主体是真实性和虚拟性兼具的矛盾统一体。

（一）　电子邮件

电子邮件又称电子信箱，它是一种用电子手段提供信息交换的通信方式，是网络应用最广泛的一种服务。通过电子邮件，用户用非常低廉的价格，以非常快速的方式（几秒钟内可发送到世界上任何你指定的目的地），与世界上任何一个角落的网络用户联系。电子邮件能够以文字、图像、声音等各种方式呈现。正是由于电子邮件的简易、迅速、低廉、易于保存、全球畅通等特点，使电子邮件被广泛应用，让人们的交流方式得以极大改变。

（二）　网络电话

网络电话具有强大的 IP 寻址功能，可穿透一切私网和层层防火墙。无论是在公司的局域网内，还是在学校或网吧的防火墙背后，均可使用网络电话，实现电脑——电脑的自如交流。而且不论身处何地，双方通话时完全免费。通过电脑还可拨打全国的固定电话、小灵通和手机，与平时打电话完全一样，输入对方区号和电话号码即可，享受 IP 电话的最低资费标准。此外，网络电话语音清晰，流畅程度完全超越了现有 IP 电话。

（三）　网络传真

网络传真也称电子传真，原理是通过互联网将文件传送到传真服务器上，由服务器转换成传真机能够接收的通用图形格式后，再发送到全球各地的普通传真机或任何的电子传真号码上。

（四）　网络新闻发布

网络新闻是突破传统的新闻传播概念，在视、听、感方面给予受众全新体验。它将无序化的新闻进行有序整合，并且大大压缩了信息厚度，让人们在最短时间内获取最有效的新闻信息。网络新闻发布省去了平面媒体的印刷、出版以及电子媒体的信号传输、采集声音图像等工作程序。

（五）　即时通信

即时通信是指能够即时发送和接收互联网消息的业

务。自 1996 年面世以来，特别是近几年的迅速发展，即时通信功能日益丰富，逐渐集成了电子邮件、博客、音乐、电视、游戏和搜索等多种功能。即时通信不再是一个单纯的聊天工具，它已发展成集交流、资讯、娱乐、搜索、电子商务、办公协作和企业客户服务等为一体的综合化信息平台。

三、使用电子邮件的 9 个技巧

电子邮件的形式比较自由，是一种方便快捷的沟通方式，但是使用电子邮件同样需要礼仪，下面是使用电子邮件的基本技巧。

（一）　主题明确

电子邮件的标题很重要，一定要一目了然。第一次与对方接触，最好在标题中注明自己的姓名，方便对方寻找，并快速地了解邮件内容。

（二）　内容简捷，　语言流畅

电子邮件内容要简洁紧凑，尽量用短句，避免语句重复。语言不要求精彩，但一定要语句流畅通顺，尤其注意不要有错别字。

（三）　格式规范，　内容严谨

正式沟通中的电子邮件要按照规范的信函格式来写，多使用敬语，避免使用网络缩写文字，署名要真实（不可使用网名）。

（四）　提前通知收件人

尽量在发邮件以前得到对方允许，或者至少让他知道有邮件过来，以便对方及时查收。

（五）　不要发送私人或者机密邮件

即使你选择"永久删除"，许多软件和网络服务商还是能够访问硬盘上的备份信息。因此，在电子邮件中不要发送过于私人化或机密性的文件。

（六）　小心使用附件功能

附件越大，下载时间就越长，占用收件人电脑空间就越多。因此避免邮寄那些冗长的附件，给他人造成不便。

（七）　小心使用抄送功能

你也许会把自己的邮件像备忘录一样抄送给其他同事或朋友。不要滥用抄送功能，否则收件人会以处理垃圾邮件的方式一删了之。

（八）　经常浏览收件箱

定期浏览自己的收件箱，及时查看有无需即时回复的邮件，并尽量在第一时间与对方进行深入交流。

第三章　沟通的技巧

第一节　学会倾听

一、倾听是沟通的第一技巧

（一）　倾听与听的区别

倾听是静心听对方讲述，并积极思考，从中获取启示。然而，倾听与听究竟有何区别？专家认为："听"是人体听觉器官接受到的声音，即"听"是人对声音的生理反应。只要耳朵接收到别人谈话的声音，我们就在"听"。

倾听虽然以听到声音为前提，但更重要的是听者对声音必须有所反应，即倾听必须是人主动参与的行为。在"倾听"中，听者必须接收、思考、理解，并做出必要的反馈。

（二）　倾听的好处

1. 给对方留下良好印象

一些人总是不能给对方留下良好印象，可能就是因为他不会倾听。心理研究显示：人们喜欢善听者甚于善言者。戴尔·卡耐基讲述过这样一件事：在一个宴会上，卡耐基坐在一位植物学家身旁，专注地听他谈论有关植物的趣事，几乎没说什么话。在告别时，植物学家对旁人说，卡耐基先生是一位有发展前途的谈话家，日后一定大有作为。

2. 调动对方的积极性

倾听本身就是一种鼓励方式，能提升对方的自信心和自尊心，并加深彼此间的感情。美国玛丽·凯化妆公司拥有 20 多万职工，该公司的创始人玛丽·凯·阿什要求所有的管理者必须记住：倾听是最优先的事。公司的每个员工都可以直接向她提意见或建议，她甚至会专门抽出时间倾听下属的讲述，并仔细作笔录，随后在规定时间内给予答复。这样做的好处是：既沟通了彼此的感情，倾诉者寻求被重视的心理要求也得到了满足。实际上，倾诉者的目的往往只是"一吐为快"。此外，在日本、英国、美国等国家的一些企业管理人员常常在工作之余与下属一起喝咖啡，就是为了给下属一个倾诉的机会。

3. 获取信息的最重要方式之一

倾听可以让听者获得最新信息，交谈中很多有价值的信息，有时仅是说话人自己都没意识到的一时灵感，而对听者却可能大有启发。在交谈中，对某事的评论、意见、信息等，可能都是最新、最快的消息，不善倾听者是不可能抓住这些信息的。俗话说得好："听君一席话，胜读十年书。"

4. 帮助管理者做出正确决策

对于管理者尤其是缺乏经验的管理者来说，倾听可以大大减少错误的发生。日本龟田二郎在创业之初，公司只有 9 个人，但他善于倾听，通过倾听搜集各方信息，因此公司的很多产品都是听取了顾客的建议，按照顾客的需求制作的，这样一来，即使不做广告，产品的销路照样很好，不仅节省了很多的广告费，企业还迅速地壮大起来。

5. 触摸对方的心灵

人类最需要、最渴望的是精神上的满足，即被了解、被肯定、被赏识。在当今物质丰富、竞争激烈、节奏加快的现代生活中，沟通有时成为近乎奢侈的事。加之，网络普及又使得人们可以躲在机器后面彼此交流。但是，最佳的沟通方式仍是面对面地交谈，听对方诉说心里话。因为，只有面对面地交谈才能真正地了解对方，进而采取最恰当的关心方式。

此外，用心倾听的最大好处就是深得人心，容易使双方心灵沟通、增加信任度。每个人都需要有忠实的听众，这一点在工作和友情上很重要，在婚姻家庭中也很重要。有时，亲人和好友并不需要你的忠告与教训，却很需要你听他倾诉衷肠。因此，不论你在社会和家庭中扮演什么角色，首先要学会倾听，即使无力解决实际问题，也比不说不听、各顾各的强百倍。

（三）　倾听的技巧

1. 注视对方，面带微笑

"微笑是人类最好看的表情"，它让人不用语言就可以沟通。当对方向你倾诉时，真诚而微笑地看着他，对方会觉得你很友善，同时对方会感觉到：他喜欢我，他愿意听我讲述，他希望我快乐，他很高兴见到我。而每个人都会重视喜欢自己的人。

但注意不要机械地微笑，如果把海报上宣传模特的下半张脸遮住，再看他的眼神，你会发现这是一双没有笑意的眼睛。这就是机械的微笑。如有一位当红明星，长相平平，毫无特点，但很多人都说："我就是喜欢她的微笑，因为她在微笑时，脸上的每一个毛孔都是笑的。"这就是真诚的笑，不矫揉，不做作，完全没有距离感。

2. 用心聆听，不先入为主

在倾听过程中，你的价值观、信仰、期望和推测等都会先入为主，成为妨碍你倾听的"有色眼镜"。讲话人的表达方式、措辞以及文化差异等都可能增加倾听的难度。但你的主要任务就是领会讲话人的观点，而不是带着自己的主观印象去听对方讲话。

作为听者应当感受性地倾听，即先设身处地为对方着想，以同理之心进行移情交流，而后才可适当地予以分析和评价，也只有这样才会使对方心悦诚服。

3. 积极反馈，适时提问

在倾听时，可以适时地提出一些问题，如："我可能没听懂，你能再讲得具体一点吗?""你能详细说明一下吗?"请注意：这些问题是为了请对方提供信息而提出，而不是对讲述的内容进行评论或评价。

认真倾听对方，在不打断对方说话的原则下，在关键时刻说明重点或明确表达自己的见解。这样可以把自己的想法清楚地传递给对方，使话题朝着双方共同关心的方向发展，进而洞悉对方的真实心理。

要做到"一语识人心"，并不要求表现你精彩的说话术，而是要使对方产生一种"谈得拢"、"一见如故"的感觉。

如果没有必要，最好不要指出讲话人的缺点。对方说得正确，就以点头、微笑和简洁的肯定词语给予鼓励和赞同。在交流中，如能给予对方适当的赞同，会使双方都心情舒畅、兴致盎然。

说话者希望与你交流，希望被你理解。你可以用自己的语言描述你的理解，让对方知道你已经充分听到并理解了他的信息。

具体做法有如下 3 种：

（1）逐字逐句地重复讲话人的话。

甲：昨天晚上计算机坏了。

乙：哦，计算机昨天晚上坏了！

（2）重复讲话人的话，但是把"我"改成"你"。

甲：我正在另找一份工作。

乙：你正在另找一份工作。

（3）用自己的语言解释讲话人的意思。

甲：我不喜欢我的老板，再说那份工作也很烦人。

乙：你对你的工作不太满意。

另外，还可以用确定性的语言提问或陈述自己对信息的理解与判断，并对以后可能出现的情况做出预测。

4. 一边倾听，一边分析

善于倾听者会利用倾听的时间，分析对方的观点和意图，并把对方的思想与自己的思想比较，预想构思出自己所要表达的内容和方式。

有的人在交流中常用一些口头语：

（1）有人喜欢说"你懂不懂"、"你明白吗"、"我跟你说"，这种人比较自以为是，骄傲自满，看不起别人。

（2）有人喜欢说"说真的"、"老实说"、"的确这样"、"不骗你"，这样的人可能总是担心对方误解自己，性格有些急躁，有博取对方信赖的愿望。

（3）有人喜欢说"我听说"、"听别人讲"，这样的人说话总是给自己留余地，不肯显露自己内心的想法，处世比较圆滑。

对说话者的性格特征有了初步了解后，你会很快发现对方谈话的真实意图，从而可以胸有成竹、从容自如地跟随说话者的思路。

二、不善倾听的表现

在交流中，不善倾听的人往往具有如下表现。这些表现我们应该注意克服和纠正。

（一）爱走神

在别人讲话时，听者思绪飘忽不定，特别是在说话者语速较慢时，更容易发生此种情况。这是因为人类思考的速度要比讲话的速度快得多。讲话的速度是每分钟 120～160 个字，而思考的速度则是每分钟 400～600 个字。

解决办法：要有耐心，强迫自己集中注意力。

（二）畏惧高难信息

听者觉得信息太难或过于专业化而干脆不听了。

解决方法：相信自己能够理解信息内容，然后把注意力集中在信息上而不是老想着它有多难。

（三）只顾自己夸夸其谈

只热衷自己说话，而不顾别人是否有话要说的人，这是典型的自我陶醉、自我为中心的人。

解决方法：学会聆听，在听的过程中丰富自己。

（四）专爱挑刺儿

有的人总是怀着批判的态度听别人讲话，从对方话语中搜集信息仅是为了反驳。

解决方法：找出与别人的共同点，有不同观点是可以问："您为什么这么说？"，而不是用挑刺的口吻或是反驳对方。

（五）反应迟钝

这种人经常找不到合适的词语表达自己的思想，而且常会被对方的语言迷惑，很少能透过词语表面了解其背后的含义。

解决方法：提高自己的表达能力和对文字语言的理解能力。可以多了解一些非语言性暗示，如面部表情、身体语言等，它将帮助你更好地理解他人。

第二节　准确表达

完整信息包含 4 个方面：所见、所想、所感和所需。在表达完整信息的基础上，人与人之间的关系才能得到进一步的拉近和发展。如果你不愿与别人分享你的感受，即使是朋友、爱人和家人也无法了解真实的你。分享是指不隐瞒自己的经历、不掩饰自己的不满、不压抑自己的需要。而完整信息表达包括准确反馈观察到的事物，清晰地陈述你的推测和结论，真实表达你的感受。

没有加入感受和希望的判断，别人不会在意；没有对挫折和伤害的描述，别人不会倾听你的不满；没有充分详尽的观察做支撑，没人会相信你的结论；没有对感受和设想的表达，别人会觉得你提出的要求不合理。因此，在交流中，说话者应注意如下几个方面：

一、言简意赅

注意遣词，恰当用字，不仅可以准确地表达自己的思想，而且能够起到感染听者的效果。

学会准确表达，做到简洁是必过的一关。

语言简洁是以最经济的语言手段，输出最大的信息量。在社交活动中，简洁的语言常能更吸引人。它体现了讲话者分析问题的快捷和深刻，是其认识能力和思维能力的高超表现。

简洁、精练的语言使听者在较短的时间里获取最大量的有用信息。反之，空话连篇，言之无物，必然误人时光。

"言不在多，达意则灵。"无论在任何场合，讲话者都应字字珠玑，简练有力，使人不减兴味。倘若冗词赘语，唠叨啰唆，让人不得要领，必会令人生厌。

二、表达清晰

说话者想要表达什么，必须清清楚楚、明明白白地说出来，要让听者一听就懂。只有这样，表达才有作用，交际的目的才能实现。

做好如下 3 个方面，将有助你清晰准确地表达：

（1）与非本方言区的听者交谈，最好不要使用方言。

（2）遇到容易产生歧义的读音，应给以适当解释。

（3）对一些关键字词的发音要慢一些。

三、表达通畅

语句通顺、明了是指用词前后协调、意思完整。为此应注意如下两方面：

（一）不生造词

生造词是指按照自己的意愿杜撰、编造出的词语。虽然词语是人们在社会实践中不断丰富、发展起来的，但一种新词的产生必定要有一定的社会基础，需经一段时间的运用，才能为人们普遍接受，绝不是任何人都可以随便造词的。

（二）符合风俗习惯

习惯是人们在长期的社会生活中逐渐形成的规矩、风尚，有些虽然从逻辑或语法的角度看并不规范，但既然已经在长期的社会生活中形成，就应当按约定俗成的原则来处理。

如果双方都按自己的习惯表达，而忽视对方的习惯要求，不仅会闹笑话，严重的还会产生歧义，造成误会。由于国别、民族、地域、信仰、生活背景等差别，使每个人的表达习惯都有所不同。因此，在表达时，说话者应尽量使自己的言辞符合听者的习惯。

四、通俗易懂

语言通俗是指说话不仅要生动、形象，还要明白、易懂，让人乐于接受。要做到语言通俗应注意如下 3 个方面：

（一）说明白话

明白话，通俗地说就是讲起来顺口、听起来顺耳、意思容易懂、道理好明白的话。说话要简明通俗、深入浅出，善于把深奥复杂的道理用最普通的语言讲出来。

（二）说大众话

大众语言来自于群众，是人民群众在长期的生活实践中发明创造的。大众语言包括俗语、谚语、歇后语等。说话者如能巧妙地运用大众语言，会大大地增强话语的感染力与趣味性。

（三）说实在话

说话要符合实际，不故弄玄虚，不用虚话、假话蒙蔽人，不讲空话、套话，少用专业性术语。此外，还可借助手势和表情，以增强沟通的生动性和形象性，使对方更容易接受。

第三节　说话语气

语气是语言的化妆师，巧用语气，能为语言增色，进而促进沟通。在沟通中，请求的语气往往比命令的语气更有说服力。苏格拉底对自己学生说："我一生只了解一件事，那就是我什么都不了解。"这句话启示我们，要尊重他人，要以讨论的方式去说服别人。

一、多用请求语气

用要求、命令和强制等方式进行沟通时，都会引起对方的抵触情绪。而用请求的方式，则可以消除抵触情绪。

在相互尊重的基础上请求而不是命令，会让交流的大门敞开，这样才有可能促成合作或者达成妥协。因为，人人都有选择的权利，你不允许别人选择，实际上也就没有给自己选择的机会。

用请求的口吻，缓和地提出改善意见，变抱怨为请求，消除对方的抵触情绪，最终实现有效沟通。用请求语气时，应注意如下两点：

（1）用第一人称来解释问题。

（2）用"我"开头的陈述句。

二、使用委婉语气

委婉语气能最大限度地冲淡对方的敌对心理，给对方一种信任感、诚实感，会缓解双方心理上的压抑，避免激化矛盾。

追问、反问、否定往往使语气显得生硬、激烈，易引起对方反感；而回顾、商榷、引导等语气往往能营造和谐的谈话气氛，有利于阐明事实，表明观点。

特别是请求对方帮助时，语气更要婉转一些，以商量的语气，会让对方更乐意接受，同时也给对方留有回旋的余地。

此外，声调也很重要。当一个人发怒时，声调往往会上扬，形成一种尖锐的调子。这种调子具有很强的传染性，会使对方马上也抬高声调，双方形成针锋相对的态势，结果导致沟通失败，矛盾加深。

说话的节奏，即语速也很重要。语速过快，声调必高，而快节奏、高亢的讲话，会给人以急躁、情绪不稳、易激动的印象，并且不利于对方的思考与反应；而语速太慢，声调过低，又会显得缺乏生气，没有信心。因此，最恰当的说话方式是节奏适度、声调和缓、语气委婉，如此方显自然、自信，易于对方接受，易从心理上影响对方，产生良好的心理效应。

三、低姿态劝导人

劝导，即规劝和开导。在劝导别人时，切不可有理便声高，而应当以低姿态委婉地进行规劝。

（一）以征询的口吻引导对方

在规劝对方时，可以举出一个与对方处境相同的人，然后说出自己的建议，征询对方是否可行。目的是为了让对方能够站在第三者的角度客观地看待自己，从而潜移默化地劝导对方。这种规劝方式常能使对方心领神会并听从劝导。

（二）少用否定句，多用设问句

"这样做是完全错误的！""你不能这样说！"这些态度极度鲜明、带有强烈刺激性的否定句，不宜用于劝导中。劝导者与被劝导者由于处境不同，二者之间存在一定的心理距离，主要表现为被劝者心理具有排他性。直接否定对方只能加大彼此的心理距离，对劝导说服无益。

若多采用设问句，情况就会有所不同。如采用"这样做对吗？""这样说对事情的解决有用吗？"等话语，则易引发对方思考，从而得出有利的结果。

（三）将心比心，好言相劝

将心比心，首先让自己认同对方，同情对方的困难、不幸。如可以说："换了我是你，也许会像你一样，也会做出这样的决定。"从而在心理上赢得对方信任，拉近彼此的心理距离。接着用"但是"、"不过"等语气一转，再陈述各种利害，分析种种弊端，提出解决方法。将心比心，对方会在心里暗暗地说："他说得对，他能那样处理，我为什么不能呢?"从而心甘情愿地接受你的建议。

从交际心理学角度看，"规劝"这一行为方式本身就带有某种暗示，即对方犯了错，劝导者真理在握，特来帮助对方，为对方指点迷津，这种规劝（即暗示）与对方的防御心理相抵触，很容易引起对方反感。规劝的劳而无功，一部分原因归咎于劝导者不懂得分析对方心理，而心理障碍不消除，再有说服力的言辞也丝毫不能打动对方。

第四章　消除沟通障碍的技巧

信息（或思想）在两个或两个以上人群中传递或交换，能够被彼此双方认同的过程，即是有效沟通的过程。但在现实生活中，由于多方面因素的影响，信息（或思想）往往被丢失或曲解，使信息（或思想）不能被有效传递，从而造成沟通障碍。

经研究发现：导致沟通不能有效进行的原因主要有以下几个方面：

第一节　限制信息沟通的因素

一、个人因素

一是对人对事的态度、观点和信念不同，会造成沟通障碍。人们在接受信息时，符合自己利益需要或与自己切身利益有关的内容，则很容易被接受；而对自己不利或可能损害自己利益的内容，则不容易被接受。

二是个性差异引起的沟通障碍。在信息沟通中，个人的性格、气质、态度、情绪、兴趣等差异，都可能成为信息沟通的障碍。

三是语言表达、交流和理解造成的沟通障碍。同样的词汇对不同的人来说，含义是不一样的。交流双方来自于不同的背景，有着不同的说话方式和风格，对同样事物有着迥异的理解，这些都会造成沟通障碍。

四是缺乏明确的目标。缺乏明确目标会导致信息内容不确定，即信息传送者不知该说些什么、怎么去说，也不知道接受者想听些什么。

二、人际因素

人际因素主要包括沟通双方的相互信任程度和相似程度。沟通是发送者与接收者之间"给"与"受"的过程。信息传递不是单方面的，而是双方的事情，因此沟通双方的诚意和信任至关重要。

在沟通中，当面对来源不同的同一信息时，对方最可能相信他认为最值得信任的那个来源的信息。如果沟通双方彼此猜疑只会增加抵触情绪，从而减少了坦率交谈的机会，也就不可能进行有效沟通。此外，传送者出于保密或缺乏信任的考虑，而对信息有所保留，也可能导致接收者不能接收和理解信息。

沟通的有效性与沟通双方的相似性也有着直接关系。沟通双方的特征，包括性别、年龄、智力、种族、社会地位、兴趣、价值观、能力等相似性越大，沟通效果也会越好。

相反，信息传送者和接收者由于各自经历的不同和理解方式的差异，对于同一词语在不同环境中会有着不同的理解。当双方就词语的意义发生巨大分歧时，往往导致沟通无法进行。

三、　结构因素

信息传递者在社会中的地位、信息传递链的构成等结构因素也会影响有效沟通。研究表明：地位的高低对沟通的方向和频率有着很大影响。地位悬殊越大，信息趋向于从地位高的流向地位低的。信息传递层次越多，它到达目的地时间越长，信息失真率越大，则越不利于沟通。另外，机构越庞大，信息传递的环节越多，信息被误解的可能性就越大，也会影响信息沟通的及时性和真实性。

例如：信息传送者知道该说什么，可是却选择了错误的渠道和媒介。比如传送一个私人信息时，打个电话或是登门造访会比书面方式更恰当、更有效。又如传送者可能希望在一定的时间内尽可能多地将信息传递给接收者，却没有考虑接受者对于这个话题先前已有的知识和理解能力。

四、　环境因素

环境对沟通的影响很大，通常表现在如下 3 个方面：

首先是噪音影响，它包括内在的和外在的两种，并且存在于沟通的各个环节。噪音有可能造成信息损耗和失真。

其次是缺少客观条件，即沟通渠道，例如没有正式的会议、没有电话。

最后是距离过于遥远对沟通造成影响。

因此，在盲人按摩师与患者沟通中，甚至是在管理按摩店的过程，应有意识地克服上述不利因素，从而实现与患者和顾客的有效沟通。

第二节　克服沟通障碍的办法

要实现有效沟通，必须消除上述沟通障碍。在实际工作中，可以通过以下几个方面来克服：

一、提高沟通的心理水平

（一）认真感知，集中注意力

在沟通中，要认真感知、集中注意力，使信息准确、及时地传递和接受，避免信息误传和信息损失。

（二）增强记忆的准确性

增强记忆的准确性是消除沟通障碍的有效措施。记忆准确性水平高的人，不仅传递信息可靠，接受信息也准确。

（三）　提高思维能力

提高思维能力是提高沟通效果的重要心理因素。高水平的思维对于正确地传递、接受和理解信息，起着重要的作用。

（四）　培养良好的心理素质

培养镇定的情绪和良好的心理氛围，创造一个相互信任、有利于沟通的小环境，将有助于人们真实地传递信息和正确地判断信息，避免因偏激而歪曲信息。

二、缩短信息传递链

信息传递链过长，会减慢流通速度并造成信息失真。因此，要减少组织机构重叠，拓宽信息渠道，保证信息的双向沟通。

三、增强渠道的传递能力

有证据表明，沟通渠道在表达信息的能力上有所差异。有些渠道传递性较强，表现在如下 3 个方面。

（1）能同时处理多种信息。

（2）能提供及时的反馈。

（3）非常个人化。

有些渠道则显得很贫乏，在上述三方面都表现得差强人意。

例如，面对面谈话在渠道丰富性上得分很高，因为在一次谈话中可以传递更多信息（语言、姿势、面部表情、手势、语调），迅速的反馈（文字和非文字的），以及个人的接触。此外，电话也是一种丰富的渠道，但还是不如面对面交谈。而非个人的文字媒介，如一般性的报告在丰富性上得分都不高。

第五章　说服与拒绝的技巧

第一节　说服他人的技巧

在交流中，无论是有目的还是无目的，我们的大部分言论都是在让对方接受自己的意见、建议、主张和批评，让对方相信自己观点的正确性，即在一定程度上说服对方。但说服他人并不是一件容易的事，常常费了九牛二虎之力结果却是竹篮打水一场空。

著名广告大师奥格威曾说：不要把消费者当傻子，他们要比我们聪明得多。商品就放在商店里，买不买他说了算。要是你说得有道理，他们会相信你；要是你说得牵强附会，他们便会毫不犹豫地离开。

按摩师在从业中，无论是为对方介绍新的服务项目，还是为获取对方信任，都需进行一种说服式谈话。

一、说服他人要遵循的原则

说服是人际交往中对对方产生影响的一种形式，表现为说服者通过谈话让说服对象理解并接受自己的观点，进而让对方接受自己、信任自己。因此，说服艺术在交往中是不可或缺的。在说服谈话中，应注意如下原则。

（一） 第一个原则： 动之以情

顺利地接近被说服者，使其产生愿意听从说服者的感情，是成功改变他人态度的基础。

人虽说是理智性动物，却常常做出缺乏理智的行为。因为从某种意义上说，人的行为是受外界思想或建议影响的。比如在日常生活中，人们会不假思索地把某种品牌认为是最佳品牌，就是因为受到外界因素的影响。这也告诉我们：要说服他人，须得动之以情，晓之以理。

每个人都有被尊重和被爱的需要，都希望得到他人的尊重和爱护。当人们得到关心，便会产生感恩之情，也就容易听进去意见和建议。要记住一点：说服不是压制。人们都喜欢自由地支配自己的活动，而不愿意听他人指挥，让人摆布。强迫某人做某事，会让对方感到自主权受到侵犯，进而唤起对立情绪。鉴于此，说服他人时，应尽量采用商量口气，小心保护对方的自尊，以取得良好的说服效果。

（二） 第二个原则： 消除戒备心理

初次与陌生人打交道时，双方都会存在一定的戒备心理，从而影响双方自如地交往。因此，消除戒备状态、放松精神是首先要解决的问题。可以尝试着先谈一些较为轻松的话题，让谈话的氛围活络起来，使双方的戒备状态在无形中得到缓解，再渐渐进入正题。

当对方顽固地保持见解时，也是一种戒备心理的存在。对方似乎在严守着自己的"阵地"，不容侵犯。此时，直来直去地阐述自己的观点往往会碰壁，遇到这种情况最好采取"迂回战术"。所谓"迂回战术"就是把对方注意力从敏感的问题上引开，绕个弯子，再回到正题上来。这样可以在一定程度上消除对方戒心，避免谈话陷入僵局。

（三）　第三个原则：　严谨的逻辑性

说服首先要"以理服人"，"理"就是要摆事实、讲道理进行充分论证。论证是否充分，很大程度上取决于话语的逻辑性。严谨而有力的逻辑通常让对方无力辩驳，甚至能让对方起到自我说服的作用。

二、寻找说服对方的最佳突破口

说服是一门语言艺术，更是一个人综合素质的具体体现。俗话说："知己知彼，百战百胜。"如想在最短时间内，准确找到说服对方的最佳突破口，可以尝试从以下几个方面着手：

（一）　了解对方的性格

性格不同，接纳他人意见的方式和敏感程度也不相同。比如：是性格急躁的人，还是性格稳重的人；是胸无点墨又自负的人，还是有真才实学又很谦虚的人，他们对待意见的态度与方式是完全不同的。了解对方性格，便可根据对方的性格特征，有针对性地说服他。

（二） 了解对方的长处

所谓"长处"就是他最熟悉、最了解、最易理解的领域。例如：有人对部队生活比较熟悉，有人对农村生活比较熟悉，有人擅长文艺，有人擅长体育，有人擅长交际等。

因此，在说服对方时，最好从对方的长处入手。原因有三：首先，能和他谈到一起去；其次，在对方擅长的领域里，交谈起来对方更容易被说服；最后，能将对方长处作为说服他的一个有利条件。

例如：对于一个伶牙俐齿、善于交际的人，如果你作为按摩店的店主，你可以分配这个人主管业务拓展工作，你可以说："在此方面，你比其他人更具优势，是此领域难得的人才，这是发挥你潜力的最好机会。"这样的谈话既有理有据，又能表现出你作为领导者对下属能力的认可，同时还能激发对方对新工作的兴趣。

（三） 了解对方的兴趣

有人喜欢绘画，有人喜欢音乐，有人喜欢读书，还有人喜欢下棋……从心理学角度说，每个人都有喜欢从事或谈论其最感兴趣的事物的属性。因此，投其所好，借机打开对方的"话匣子"，再对其进行说服，便较容易达到说服的目的。

（四）　了解对方的想法

一个人坚持一种想法，绝不是偶然的，他必定有自己的理由，此理由一般都符合其自身利益。如果说服者真正地了解对方"苦衷"，也就能有针对性地加以解决，进而达到说服对方的目的。

（五）　了解对方的情绪

一般来说，影响对方情绪的因素有以下几方面：一是谈话前，对方因其他事造成的心绪仍在起作用；二是谈话当时，对方注意力还未完全集中起来；三是对说服者的看法和态度在起作用。因此，说服者在开始交谈前，要设法了解对方当时的思想动态和情绪，这对说服成败至关重要。

三、探查对方的决策风格

在试图说服他人之前，应先了解对方的决策风格，一旦熟知其决策风格与偏好，才能有的放矢地采取相应对策说服对方。下面简要介绍 5 种决策者的决策方式。

（一）　追随型

此类型决策者，常根据自己或其所信任的人过去成功的决策模式来做决策。他们的明显特点是：大多遵循过去的成功案例，绝对不会做新的尝试。此类决策者最容易被说服，只要你能够提供过去成功的案例，他们大多会当场就同意你的提议。

（二） 魅力型

此类型决策者个性外向，具有冒险精神，在决策中大胆、果决，喜欢行动甚于分析。他们热爱新颖的点子，不会在小地方钻牛角尖，也乐于把自己的想法提出来与他人讨论或争辩，愿意为自己的决策负责任，即使有风险也无所畏惧。此类决策者喜欢大胆有创意的提议，因此在说服他们时，应少提效益，多提风险，反而会更能引起他们的兴趣。

（三） 怀疑型

此类决策者，天生对任何新信息都抱有怀疑态度，因此会立即抨击与其意见相左的新点子，而只接受来源可靠的主意。这种人通常会凭直觉下决策，个性既强悍又武断。他们会怀疑你说的每一句话，所以在说服他们时，必须表现专业，即使对方当面质疑你的言词也应保持冷静，举出例证反驳他，如此反而会增强你在对方心中的信任度。

（四） 思考型

此类决策者，通常系统而审慎地思考每一个可行环节之后，才会下决策。他们会大量阅读吸收新知，而且只听信可靠的消息来源。他们善于发现问题，并进行有条理的分析，凡事都要追根究底，不会感情用事。此类决策者认为自己天赋异禀，比对方聪明百倍。因此，想让思考型人接受自己的提议，必须事先做好功课。

（五）控制型

此类决策者，非常讲究细节，喜欢掌控全局并插手每件事。他们非常独断，只相信自己，做决策时不轻易参考别人的意见，也不轻易让别人下决策。另外，此类型人能够快速处理大量信息，而且连细节都不会放过。由于控制型决策者完全不接受他人建议，而且确认自己掌控全局后才会有所行动，所以大多等到事情迫在眉睫时才会下决策。

第二节　拒绝他人的技巧

人生是不断地说服他人，以寻求合作；反过来也是不断地遭到拒绝和拒绝他人。在拒绝时，要懂得巧用暗示，把"拒绝"委婉地表达出来。

拒绝自己义务之外不想做的事情，既是自信和自尊的表现，也是一种能力。灵活运用婉言拒绝的方法，根据不同的场合、对象，选择恰当的语言婉转地表明自己的态度，让对方心悦诚服地接受。

一、请他人转告

此方法多用于别人有求于你时，而你难以当面回绝,那么可请第三者代劳,婉转地表达拒绝。比如:你刚买一架照相机,小张来借,而你心里并不想借给他,这时可找来好友小王,小王对小张说:"上次他把相机借给某人,某人却把快门弄坏了,要不你另外想想办法,免得他为难?"这些话通过第三方小王讲出来,你的态度小张自然也就明白了。

二、找借口推托

朋友请你吃饭,意在请你帮他做某事,而你并不愿意,但又不便直接说出,便可找个理由推辞过去。可以说家里或单位有事,因此不能去。这时,朋友一般都会明白你的意思了。在不便明言时,借口推托是一种比较策略的方法。

三、转移话题

朋友对你说:"我们明天老时间再见,好不好?"而你不想去,这时可以说:"唉,时间不早了,我们回去吧。"对别人的请求答非所问,即是婉拒对方,聪明的人会从你的话语中感受到你的"拒绝"。

四、提出选择,给予希望

当你对朋友的请求感到力不从心或不愿遵从时,你可提出其他建议或是解决问题的方法。例如:朋友邀你星期天看电影,而你不想去,这时直截了当地拒绝,显得生硬，也不礼貌，你可以说："划船不错，要不咱们去公园划船吧。"这是用另一种要求，把对方的要求委婉地拒绝了。

当要求属于合理，但因客观因素，一时难以解决时，不妨如实告知，劝导对方待条件成熟后，问题自然迎刃而解。如属经对方主观努力后可能实现的，则应把拒绝与鼓励相结合，这样的"婉拒"还会转化为对方的动力。如属受多方客观条件限制，而非个人主观努力所能改变，也应给对方一些希望，不能令其绝望。

所谓给予希望，绝对不是说空话，而是在拒绝后，做一些必要的说服工作，让对方感到虽然要求未被满足，但还是有希望的。一口回绝和空头许愿都是冷漠无情、不负责任的表现。

五、搪塞拒绝，拖延战术

拒绝对方总难离一个"不"字，而这个"不"字又是最难直接说出口。当然，坦率拒绝未尝不可，但往往使对方不快，认为你不近人情。既要把"不"字说出口，又希望得到对方的体谅，保持良好的人际关系，实非易事。敢于说"不"，诚然不易；而善于说"不"，则更加难得。所以给"拒绝"找一个适当的表述方式，确实是一门艺术。

不善拒绝者，一次拒绝，便可能得罪深交多年的朋友；善于婉拒者，即使天天拒绝，仍能拥有好人缘。

因此，拒绝时最好用商量、研究的口吻，并以拖延战术加上旁敲侧击，逐步暗示对方，让对方自觉意识到已被拒绝，但你始终都没有当面说过一个"不"字。不让对方心存幻想，但拒绝时留有余地，给对方以希望。这样做有助减轻或消除被拒方的遗憾感。

第三节　化解矛盾与冲突的方法

人际沟通，从来不会是一团和气，既有矛盾与冲突，也有交锋与较量。我们必须认识到：矛盾与冲突是不可避免的，这是人的天性。即使没有外界干扰，我们自己内心也会出现矛盾与冲突。其实有矛盾和冲突并不可怕，关键是我们以什么样的态度和方法去认识、处理和化解矛盾与冲突。

矛盾与冲突，如果不是原则性是与非，大多可通过有效沟通巧妙化解。下面是化解矛盾与冲突的几种技巧：

一、说出彼此想法

当矛盾与冲突发生时，双方应找一个相对较为安静的场合进行交流。如按摩师与患者（或宾客）发生矛盾时，最好是请对方离开工作场所，一是为不影响其他人工作，二是避免造成不好影响。

这时的交流不是劝说，而是将自己的想法告知对方，也让对方表达自己的想法。在交流时，要做好让步的心理准备，最好找到彼此都能接受的解决方法。

要耐心而细心地听对方述说，不要打断对方，等待对方说完后再表达自己的看法。这样做会让对方感觉自己受到了充分尊重，从而有利于矛盾的解决。

二、实事求是

发生矛盾时，一定要以事论事，切不可将此前的其他事情也牵扯进来，这样决不利于解决当下问题。更不要揭短，尽量宽容地看待问题，平心静气、公平地进行协商，才有利于问题的解决。

无论错是否在自己，都要诚恳致歉，可以说："这件事怪我没有交待清楚，下次我一定注意。"

三、直面矛盾

不是所有矛盾都可以避免。成功解决矛盾的秘诀是：避免那些可以避免的矛盾，即找出可能产生的矛盾，先发制人地进行果断处理，将矛盾化解于无形。而一旦察觉矛盾不可避免，最好尽快处理以降低其严重程度。作为按摩店的一店之长，如果你肯花点时间识别并及时缓解按摩店的紧张气氛，则可避免诸多不必要的矛盾。

四、信息沟通

很多矛盾是由于信息的匮乏、不全、缺失或错误而导致的，而清晰、简明、准确、及时的信息沟通对于减少矛盾发生、降低矛盾程度十分有帮助。

为什么矛盾双方开诚布公的谈话会有利于矛盾的解决，其中很大一部分原因是彼此间的信息得到了有效沟通。可避免的矛盾要尽力避免，当矛盾已然无法避免，那就采取必要措施，进行坦诚地沟通，消除彼此心中潜在的或思想上的差异。

五、将心比心

站在对方角度思考问题，是解决矛盾的关键所在。在权衡矛盾之前，首先要了解对方的动机。其实，每个人都有动机，包括对方和你自己。如果矛盾来自对方的愿望未得到满足，那么帮助对方实现愿望，便是解决矛盾的最佳办法。

要有决心和信心，一定能找到有效解决矛盾的方法。换一种态度，换一种心态，妥协、宽容、体谅、认同、寻找共同点、当一个善解人意的倾听者、以他人为中心，只要有解决问题的决心并且足够坚定，其实消除矛盾的方法数不胜数。

六、将矛盾视作机遇

几乎在所有矛盾背后，都隐藏着巨大的"教"与"学"的机会，也可能暗藏着潜在的成长与发展的机遇。因为，矛盾往往是激化的问题，这个问题有可能被忽视了，而矛盾则会引起重视。我们从矛盾中学习并得到教训，以发展的眼光看，这就是经验的主要来源。

七、请第三方调解

如果矛盾不好解决，可以向其他有经验、公正的调解人请求帮助。这个调解人的主要作用是听取双方意见，为化解问题创造条件。

注意调解人一定要选择得当，最好是与冲突双方关系都比较融洽的人。但是这位调解人仅是起到桥梁作用，真正起决定性作用的还是当事人进一步努力解决问题。

此外，请人化解时，注意带去自己的歉意，在不损害自己威信的前提下，尽量实现双方的有效沟通。

综上所述，人的本性是人类存在的痛苦之源，它不断造成人类在思维和理念上的差异。无论我们内心多么不希望这是真的，但这就是不争的事实。因此，矛盾出现时，理性地接纳矛盾、有效地处理矛盾，而最重要的还是我们解决矛盾的决心与信心。

第六章　针对不同对象的沟通技巧

第一节　针对陌生人的沟通技巧

对于所有商家而言，顾客的消费行为是最重要的经济来源，而对于按摩店以及按摩师来说，其社会效益及经济效益的实现，同样与消费者的消费行为息息相关。

了解按摩对象（宾客或患者），熟知对方心理，掌握对方需求，按摩师才能提供满意的服务，才能赢得更多的消费者。

一、了解对方心理的途径

了解的方式有间接方式和直接方式两种。间接方式是指通过档案、预定信息、接待任务单等了解对方的基本情况；直接方式是指通过直接观察和接触来体会对方。后一种方式被应用得最多，所能获取的信息也最丰富。

无论哪种途径都要求按摩师具备良好的洞察力，一个洞察力较强的按摩师，在日常接待中能够通过对方的言谈、举止发现某些不明显却很特殊的心理动机，从而运用各种服务心理策略和灵活的接待方式满足对方的消费需求。下面是洞察对方的 3 个要点。

（1）注意倾听对方的语言。

（2）读懂对方的"身体语言"。

（3）通过换位思考，对对方处境做出正确判断。

二、建立良好关系的技巧

（一）　善于预见和掌握对方的动机和需要

按摩师在服务中，应善于体察对方情绪及获得服务后的反应，并及时采取针对性服务。

（二）　体谅对方

按摩师在服务中，应更多地从服务对象的角度考虑问题，切身处地为对方着想，这样做会更容易理解对方的言谈与行为，从而提供更好的服务。

（三）　言行一致

按摩师在服务中，一定要重视对服务对象的承诺，不光要说得好，更要做得好。

（四）　平等待客

优质服务的基础是尊重对方，让每个人都有被尊重的感觉，这一点非常重要。在提供服务时，要绝对摒弃"看人下菜碟"的坏习气，禁止以貌取人、以职取人，而应平等友好地对待每一位服务对象。

（五）　热情周到

真诚的态度和热情周到的服务会让对方真切地感受到你的关心和理解，此外还应体谅并满足对方的正当要求。

（六）　重视第一印象

第一印象对每个人来说都很重要，尤其是服务行业。建立起良好的第一印象，即使在今后的工作中偶尔出现疏忽，也容易获得对方谅解。

三、与陌生顾客相处应注意的问题

（一）　谈愉快的话题

在提供按摩服务时，按摩师应尽量谈一些令对方愉快的话题，努力创造一种融洽气氛。话题可以多种多样，如健康、气候、季节、爱好、新闻、食物、电视、电影、家庭、艺术、技能、趣味等话题都可以进行交流。然而，闲话并不是无话不谈，而要把握分寸。例如下列话题不能谈：顾客深以为憾的缺点，竞争对手的坏话，上司、单位、同事的坏话，其他顾客的秘密等。

值得注意的是，按摩师在选择话题时必须选择对方感兴趣的话题。因为在按摩服务中，最重要的是让对方满意而不是按摩师自己。因此，按摩师切忌不可夸夸其谈，同时要留心注意对方发出的每一个细微讯号，如有不妥，应马上适可而止，转移话题。

（二）　认真倾听对方谈话

如果按摩师口若悬河，滔滔不绝，宾客（或患者）几乎没有表达意见的机会，这会令对方非常尴尬。

按摩师应成为宾客（或患者）的最忠实听众，这样他们才能视你为知己。反之，对宾客（或患者）谈话心不在焉，会让对方觉得没有得到足够的重视和尊重。

另外，从宾客（或患者）的诉说中，按摩师能很好地把握他们的心理，了解宾客（或患者）需要什么、关心什么、担心什么，进而投其所好，满足对方的需求，给对方留下良好印象。

（三）　赞美顾客

由衷地赞美对方，会极大地满足其自尊心，同时获得对方好感。

但在在赞美对方时，要注意如下几点：

（1）赞美要发自内心，态度要诚恳而真实。

（2）赞美要具体而不可抽象、笼统。

（3）赞美要实事求是，不可言过其实。

（4）间接赞美比直接赞美更有效。

（5）赞美要适可而止，不可无限拔高。

（6）赞美贵在自然，千万不可做作。

（四）　热情待客，耐心服务

每个人都希望自己受欢迎，而不是被冷落。在按摩场所，多因某些客观原因，需要让宾客（或患者）等待，这时必须向对方说明真实情况，恳请其稍候，但也不能让对方等待时间过长。

此外，对于第一次接受按摩的人，或是接触新的按摩项目的人，他们都可能会遇到一些不懂的问题，或者不知道如何来配合按摩师进行按摩。此时，按摩师应耐心地向宾客（或患者）讲解，切不可有不耐烦的情绪。

（五）　合理化解冲突和投诉

在工作中，按摩师应尽量避免与宾客（或患者）发生冲突，或被宾客（或患者）投诉。一旦冲突或投诉发生，则应努力化解，防止进一步升级，造成不良影响。

引起冲突和投诉的原因有很多，可能是客观上的技术事故、药物过敏等原因，也可能是主观上的原因，如对宾客（或患者）不尊重、不热情、服务不周到或语言冲撞宾客（或患者）等。而宾客（或患者）与按摩师发生冲突或投诉的一般心理不外乎 3 种：一是求尊重；二是求发泄；三是求补偿。

对于冲突和投诉，按摩师不应回避，要诚恳耐心地倾听，并表示同情，争取在感情、心理上与投诉者保持一致，不可还没听完宾客（或患者）的诉说就为自己辩解。另外，对待合理投诉，应主动道歉，争取谅解。

总之，按摩师在与陌生宾客（或患者）近距离接触时，要注意细心揣摩对方心理，主动迎合对方兴趣，努力给对方留下良好印象。

第二节 针对异性的沟通技巧

人际交往是社会生活的重要内容之一，自我发展、心理调适、信息沟通、各种不同层次的需求、人际关系的协调等都离不开人际交往。每个人都希望善于交往，希望通过交往建立和睦的家庭关系、亲属关系、邻里关系、朋友关系、同事关系……这些良好的社会关系可使个人在舒心的环境中愉快地生活和工作。

前面已经谈了许多有关盲人按摩师与人交往的问题，在这一节中，我们主要来谈一谈按摩师应怎样与异性交往。

一、不必过分拘谨

与异性交往，消除异性交往中的不自然是建立正常异性关系的前提。自然原则是：像对待同性那样对待异性，像进行同性交往那样进行异性交往。

二、不应过分随便

男女之间过分拘谨固然令人难堪，但也不可过分随便，诸如嬉笑打闹、你推我拉之类举止应尽力避免。

须知，男女毕竟有别。过分随便亲昵，会让人觉得轻佻，容易造成不必要的误会。另外，有些话题只能在同性之间交谈，而不宜在异性面前讲。以上这些都需时时注意。

三、不宜过分严肃

男女交往时，理智从事、善于把握自己的感情固然是必要的，但过分冷淡、严肃，则会伤害对方自尊心，还会让人觉得你高傲无礼、对你望而生畏、敬而远之。

四、不可过分卖弄

在与异性交往中，为卖弄自己见多识广而讲个不停，丝毫不给别人说话的机会；或者在辩论中得理不饶人，无理也要辩三分，都会让人反感。当然，也不要总是缄口不语，或只是"嗯""啊"不已。如果这样，即使你面带笑容，也会让人觉得你城府太深，令人扫兴。

总而言之，与异性交往需要遵循"自然"和"适度"两个原则。

第三节 针对患者的沟通技巧

一、给患者足够的重视和理解

一位优秀的按摩师，精湛技艺仅是构成其优秀的一部分，而善于询问与倾听患者的意见和感受则构成了优秀按摩师的其他部分。

给予患者足够的重视和理解，一句话概括起来就是：善待患者。

（一）善待患者，理解患者

处在社会转型中的人们，很难摆脱人生的困惑和烦恼，如竞争失意，人际关系疏淡，加之突如其来的疾病缠身，容易使患者产生消极情绪、焦虑心理和缺乏安全感，表现为对周围人乱发脾气、暴躁不安、言行出位。此时，按摩师的一言一行将直接影响患者的情绪波动，决定患者能否产生安全感、信任感。

因此在与患者交流过程中，按摩师首先应以高度的责任心了解患者的个性心理需求；其次按摩师要怀着同情心，积极、主动地给患者进行心理疏导，并为患者保守秘密。

此外，在接触与沟通中，按摩师要随时随地仔细观察并重视患者情绪上的波动，清楚了解患者的真实想法与感受，进而因势利导，给予恰当的鼓舞和激励。

按摩师应严格秉承"三不"原则，即不推托患者、不顶撞患者、不冷淡患者。

患者有时出现的过激行为，很可能是一种无意识的发泄。在这种情况下，按摩师应保持冷静，以一种同情和理解的平和心态面对患者，不解释、不反驳，此时无声胜有声。没有得到任何回应，患者自己会慢慢平静下来。此时按摩师再与患者进行交流，引导患者看到希望，以更好地战胜疾病。

（二）善待患者，也是善待自己

善待患者，做患者的知心朋友，了解并掌握患者心理特征，给予患者适时的关心，帮助患者适应症状，正确对待疾病，用自己的技艺为患者解除或缓解痛苦，是每一个按摩师不可推卸的责任。

在和谐而美好的医患关系中，受益的不仅是患者，也是医者本身。有一位北京的医生，他不仅医术高超，且为人极好。他的病人遍及五湖四海，无论病人身份如何，不分贫富，他一视同仁，有求必应。因此，这位医生的口碑极好，大家有事都喜欢找他，他有困难朋友们也会迅速伸出援手。结果形成了一个以这位医生为中心的圈子。这个圈子里的人，彼此关心，相互帮助，并从中得到乐趣。这位医生就是这个圈子的核心人物，他生活得快乐又成功。

二、给患者足够的信心

患者的信心不仅来自于按摩师纯熟的技艺，它还来自于按摩师与患者沟通过程中的点点滴滴。

（一）以患者为中心

在沟通中，按摩师一定要记住：无论何时，都要以患者为主导进行沟通。首先要"聆听"患者，在患者"纷繁"的诉说中，按摩师抽丝剥茧，在心中渐渐形成治疗的基本轮廓。其次有针对性地对患者进行安抚或劝慰。关于按摩师的态度、话语与语气，在前面章节已有所涉及，在此不再赘述。最后按摩师综合各项临床指标，给予患者有的放矢的对症治疗。

按摩师一定不要忽视与患者的沟通，所谓"心结解，病半消"。因此，《三因极一病证方论·三因篇》说："七情，人之常情，动之则先自脏腑，外形于肢体。"

（二）给患者信任感

按摩师在与患者交流中，要注意语言通俗简洁、目的明确。具体应注意如下几点：

1. 避免使用患者不理解的专业术语

过多的专业术语，不仅不会增加患者对你的信任，还会让患者陷入更深的迷惑中。人类通常的反应是，对未知事物天生排斥。如果患者迷惑，便会心生排斥，又从何谈起"信任"。

如禅学所说的 3 种境界：第一种境界是见山是山，见水是水；第二种境界是见山不是山，见水不是水；第三种境界是见山还是山，见水还是水。此 3 种境界用于沟通中，可以解释为：第一种境界用大白话沟通，直来直去；第二种境界用玄妙的话沟通，云里雾里；第三种境界仍用白话沟通，然而其中却蕴意深刻。

2. 给患者传递希望

在与患者沟通中，按摩师要时刻注意传达给患者一种希望。希望是什么？希望是动力、是支撑。疾病不仅能消磨人的机体，它更在一天天地侵蚀着人的精神。

按摩师要充分调动起患者战胜疾病的信心，激发出患者个体积极性。一些患者天生具有负向的自我概念，而一旦按摩师流露出对患者不抱希望的信息，处于敏感心理状态的患者会立刻捕捉到。面对一位丧失信心的患者，即使华佗再世，也会束手无策。

（三） 为患者保守秘密

为了治病，患者往往会将疾病史、个人史、家族史以及精神创伤的前因后果，毫无保留地告诉按摩师。按摩师要做到的是必须为患者保密，决不向外人透露。

为患者保守秘密，首先体现了按摩师对患者权利和人格的尊重；其次是取得患者信任和主动合作的重要保证；最后是维系按摩师与患者间良好关系的纽带。

　　古训有云："有病不忌医"，因此后来才有"不避父母、不避爱人、不避医者"之人生三不避。前两者为至亲之人，所以不避，而医者有救命驱病之恩，故也不避。医者与父母、爱人同列，可见患者对医生的信任。患者把自己最私密的事情诉说于医生，反过来，医生也有责任与义务为其保守秘密。这是医生最基本的职业道德，望所有按摩师谨记在心。

附　录

附一：检测一下你的沟通技巧

阅读以下陈述，诚实回答。如果下面陈述与你的行为相符，请在前面打"✓"。

（1）□我尽量避免偏爱和我一样的人，避免不喜欢和我不一样的人。

（2）□我不会让个人的事情影响工作。

（3）□我向下属传递积极的非语言讯息，即使是当我心情不好的时候。

（4）□我判断一个人会把他当成一个个体，而不会因为他是某一群人中的一员而影响判断。

（5）□跟他人交谈时，我知道音调对我是否有帮助。

（6）□我意识到：在与别人交谈时，我看着哪里。

（7）□在 80％～90％ 的情况下，我会看着和我说话的人。

（8）□无论站立还是行走，我都显得很自在、很自信。

（9）□我用手、手臂、肩膀、头来强调我说的话。

（10）□我喜欢用面部表情来表达我的情绪。

（11）□我很注意我的面部表情，不会和我说的话相矛盾。

（12）□在与对方谈话前，我会想好希望他记住的一个要点。

（13）□我会向听众了解他或她是否理解了我所说的话。

（14）□我知道提高聆听技巧的方法，因此我是一名比较好的沟通者。

（15）□当对方跟我说话时，我不会轻易打断他。

（16）□在与对方交谈时，我的注意力集中在他一个人身上。

（17）□当有人触动我的"情绪底线"时，我会控制自己。

（18）□我了解拨打电话和接听电话的技巧，并且会使用。

对于以上陈述，选择次数越多，你的沟通能力就越强。

附二：针对九型人格的沟通技巧

一、九型人格概述

九型人格起源于公元前约 2500 年，在当时的印度西部与阿富汗流传着一种神秘的信仰——苏菲教。在该教义中，论述了人类具有的 9 种性格，并解释了不同性格间的相互关系。

现在，我们学习这门古老学问的目的有三：

一是帮助我们认识自己的性格特征，以发扬长处、克服不足。

二是帮助我们发掘不同性格中的潜能，包括爱的能力、感受他人的能力以及先知先觉的能力，以便更好地了解人、认识人或是用好人。

三是让我们对同事、恋人、家人和朋友有更多的了解，以便进行更有效的交流与沟通。

需注意的是：①没有哪种型号比其他型号更好；②不要用九型人格作为自己逃避的借口；③不要拿九型人格为自己和他人贴标签；④九型人格不是绝对的，而是不断变化的。

二、九型人格分类

九型人格的具体分型为：

Ⅰ．完美型人格。

Ⅱ．助人型人格。

Ⅲ．成就型人格。

Ⅳ．自我型人格。

Ⅴ．智慧型人格。

Ⅵ．疑惑型人格。

Ⅶ．活跃型人格。

Ⅷ．领袖型人格。

Ⅸ．和平型人格。

三、九型人格特征

Ⅰ．完美型人格

（一）优点

（1）完美主义，讲秩序，守规则。

（2）严谨细致，善于组织、安排，做事精益求精。

（3）客观冷静，自律他律。

（二）不足

（1）不善创新。

（2）效率不等于效果，做事太过较真，过分强调步骤的完整性。

（3）挑剔，事必躬亲，严肃古板。

（三） 性格特征

1. 面部表情

变化少，严肃，笑容不多。

2. 讲话方式

缺乏幽默感，太直率，毫不留情，不懂婉转，重复信息多次，速度偏慢，声线较尖。

3. 常用词汇

应该、不应该，对、错，不、不是的，照规矩。

4. 身体语言

肢体挺拔、僵硬，可以长时间保持同一姿势。

5. 着装特征

非常干净整洁，对颜色、饰物的搭配很认真。

6. 心理创伤

当表达看法时，总怕受到严厉的斥责或惩罚。

7. 防御机制

听话，小心行事。

8. 习惯性行为

严格自控，遵守纪律，小心谨慎。

9. 主要人格特征

正直，公平，追求质量，关注细节。

10. 基本恐惧

怕犯错，怕变坏，怕被腐败。

11. 基本欲望

希望自己是对的、好的、贞洁的、有诚信的。

12. 潜在情绪

愤怒。

13. 忧虑

担心不能把事情做好。

14. 强迫性行为

强迫自己控制情绪，避免发怒，搭配饰物很认真。

Ⅱ. 助人型人格

（一）优点

（1）为人厚道，热心助人，敏感细腻，乐于满足别人。

（2）爱交朋友，对人友好、包容。

（3）在生活工作中注重自己的作用和能力。

（二）不足

（1）不懂拒绝，为满足他人要求，改变自己。

（2）对他人过分关心，常让人感到很不自在。

（3）付出没有回报时，心理会感到不平衡。

（三） 性格特征

1. 面部表情

面部表情柔和，多笑容。

2. 眼神

眼神温和、讨好、可爱。

3. 讲话方式

速度偏快，声音较沉，自嘲，有幽默感。

4. 常用词汇

你坐着，让我来；不要紧，没问题；好，可以；你觉得呢？

5. 身体语言

柔软而有力，愿意与人有身体接触。

6. 外表

外表甜美迷人，为他人而极度调整自己。

7. 着装

着装比较没有特点，很朴素，不太引人注意。

8. 心理创伤

常感到自己得不到他人认可。

9. 防御机制

让自己成为他人不可或缺的一部分。

10. 习惯性行为

习惯猜测他人需要，满足他人愿望。

11. 主要人格特征

亲切友好，乐于助人。

12. 基本恐惧

恐惧不被爱，不被需要。

13. 基本欲望

感受爱的存在。

14. 潜在情绪

骄傲。

15. 忧虑

害怕缺少爱。

16. 强迫性行为

总是避免遭到排斥，压抑自己的需要。

Ⅲ. 成就型人格

（一）优点

（1）目标感强，成功欲望强。

（2）善于人际交往。

（3）智勇双全。

（二）不足

（1）工作狂，虚荣，过分承诺。

（2）变色龙，阳奉阴违。

（3）为达目的，不惜丧失原则。

（三）性格特征

1. 面部表情

目光直接，刻意不表露感受。

2. 眼神

眼神锐利、明快。

3. 讲话方式

夸张，喜欢讲笑话，讲话声音大，声线不尖也不低沉。

4. 常用词汇

可以、没问题，保证、绝对，最、顶、超。

5. 身体语言

动作快，转变多，大手势。

6. 外表

明快而机智，因工作过度而满头大汗，为成功打扮出精神抖擞的模样。

7. 着装特征

喜欢名牌；非常时尚；想让别人一眼就能看出：他与众不同，时尚且富有。

8. 心理创伤

感觉得不到他人认可，并且不知道原因所在。

9. 防御机制

采取实际行动，努力表现，做出有目共睹的成就。

10. 习惯性行为

努力，实干，取得胜利。

11. 主要人格特征

有效率，有很强的应变能力。

12. 基本恐惧

没有成就，一事无成。

13. 基本欲望

感觉有价值，被接受。

14. 潜在情绪

欺骗。

15. 忧虑

害怕失败。

16. 强迫性行为

强迫自己避免一切失败。

Ⅳ. 艺术型人格

（一） 优点

（1）与众不同，有艺术气质，浪漫而富于幻想，有灵感，有创意。

（2）直觉敏感，能体会别人的感受。

（二）　不足

（1）情绪起伏，忧郁，放纵。

（2）喜欢生活在理想和幻想中。

（3）孤芳自赏，认为自己与众不同。

（三）　性格特征

1. 面部表情

静态，幽怨。

2. 眼神

忧伤，忧郁。

3. 讲话方式

抑扬顿挫，小心措辞，语调柔和。

4. 常用词汇

惯性，保持。

5. 身体语言

刻意地优雅，没有大动作。

6. 外表

富有艺术性，优雅而别致，但有时也会令人震惊或肆无忌惮。

7. 着装特征

喜欢自己认为有品位的衣服，经常穿自己感觉比较好的衣服，但不一定是名牌，却很有特点。

8. 心理创伤

感到自己被他人抛弃。

9. 防御机制

弥补内心的缺失感。

10. 习惯性行为

标新立异，追求真实感觉，充满激情。

11. 主要人格特征

富有创造力，思想深邃。

12. 基本恐惧

我是谁？

13. 基本欲望

独特，与众不同，有独特的自我认同或存在意义。

14. 潜在情绪

嫉妒。

15. 忧虑

害怕遭到抛弃。

16. 强迫性行为

拒绝平淡无奇的人生或情感。

Ⅴ. **智慧型人格**

（一）优点

（1）观察入微，冷静思考，逻辑思维。

（2）深刻周密，长于计谋。

（二）　不足

（1）尽得知识，但不谙人事，行动力弱。

（2）喜欢孤独，与情感保持距离，不善交往。

（3）通过思考理解人生。

（三）　性格特征

1. 面部表情

冷漠，喜皱眉。

2. 眼神

深邃，洞察，抽离。

3. 讲话方式

语气平板，刻意表现深度，喜兜圈子，没有感情。

4. 常用词汇

我想，我认为，我的分析是，我的意见是，我的立场是。

5. 身体语言

双手交叉胸前，上身后倾，翘腿。

6. 外表

面部冷淡而苍白，无血色；有时愚蠢乏味；有时却表现出贵族气质。

7. 着装

简朴，颜色比较深。

8. 心理创伤

感到隐私受到侵犯。

9. 防御机制

与他人保持安全距离。

10. 习惯性行为

在事情发生前，掌握尽可能多的信息，充分观察、认识事物。

11. 主要人格特征

善于进行分析和总结。

12. 基本恐惧

无助，无能，无知。

13. 基本欲望

能干，知识丰富。

14. 潜在情绪

吝啬。

15. 忧虑

害怕受到伤害。

16. 强迫性行为

避免他人入侵自己的私人空间。

Ⅵ. 疑惑型人格

（一） 优点

（1）忠心耿耿，保护自己人。

（2）居安思危，未雨绸缪。

（二） 不足

（1）缺乏自信，需权威指点。

（2）悲观忧虑，缺乏行动力，多疑。

（三） 性格特征

1. 面部表情

慌张，避免眼神接触或瞪起眼睛盯着人。

2. 眼神

带着迟疑或者杀气。

3. 讲话方式

声线微带颤抖，说话久久不入正题，或者故意粗声粗气。

4. 常用词汇

慢着，等等，让我想一想，不知道，可以的，怎么办。

5. 身体语言

肌肉拉紧，刻意挺起胸膛，双肩向前。

6. 外表

担忧，犹豫，积极防卫，挖苦嘲讽。

7. 着装特征

无明显特征，很少穿光鲜抢眼的服装，认为服装不能代表任何价值。

8. 心理创伤

感到自己遭到背叛。

9. 防御机制

保持警惕。

10. 习惯性行为

小心谨慎，认真分析形势。

11. 主要人格特征

忠诚，对事情进行预测和判断。

12. 基本恐惧

得不到支援及引导，仅凭一己之力没法生存。

13. 基本欲望

得到支援及安全感。

14. 潜在情绪

忧虑。

15. 担心

害怕遭到背叛。

16. 强迫性行为

远离危险，避免遭到背叛。

Ⅶ. 活跃型人格

（一） 优点

（1）活力充沛，乐观开朗。

（2）兴趣广泛，接受新生事物，策划创意好手。

（3）应变能力强，喜欢即兴发挥。

（二） 不足

（1）不能忍受痛苦，自我，轻率，贪玩。

（2）兴趣易转移，执行力差，太多承诺。

（3）追逐自己快乐，容易忽略他人感受。

（4）不喜计划，无拘无束。

（三） 性格特征

1. 面部表情

大笑或不笑，很少微笑，有不屑表情，有时瞪眼看人。

2. 眼神

机灵。

3. 讲话方式

语不惊人，死不休；一针见血；刻薄。

4. 常用词汇

管他呢，爽，用了，吃了，做了再说。

5. 身体语言

不断转动身体，坐立不安，手势不大。

6. 着装特征

随意，舒服，不喜欢穿太正式的服装，有时会通过着装显示自己的才华。

7. 心理创伤

感到自己被束缚。

8. 防御机制

逃避痛苦，保持多种选择。

9. 习惯性行为

享受生活，保持变化的状态。

10. 主要人格特征

快乐，思想活跃。

11. 基本恐惧

被剥削，被困于痛苦中。

12. 基本欲望

追求快乐、满足、如愿以偿。

13. 潜在情绪

贪婪。

14. 忧虑

害怕痛苦，害怕受到束缚。

15. 强迫性行为

远离痛苦，摆脱束缚。

Ⅷ．领袖型人格

（一）优点

（1）勇敢果断，行动力强。

（2）支配欲和控制欲强，致力于掌握全局。

（3）坚持，独立。

（二）不足

（1）鲁莽，没耐性。

（2）自负，固执，逆反。

（3）多竞争，少合作。

（三）性格特征

1. 面部表情

表情多变化。

2. 眼神

霸气，威严。

3. 讲话方式

语气肯定，有他说没你说，直奔主题，声如洪钟。

4. 常用词汇

喂，你……；我告诉你；为什么不能；去，看我的；跟我走。

5. 身体语言

手指指点点，教导式，大动作。

6. 外表特征

无礼，刚强坚硬。

7. 着装特征

着装比较偏正规，有时会通过服装显示与别人不同。

8. 心理创伤

感到自己受到不公正对待。

9. 防御机制

让自己变得更强大。

10. 习惯性行为

争取自己一席之地，维护正义。

11. 主要人格特征

勇敢，充满斗志，慷慨大度。

12. 基本恐惧

被认为软弱，被人伤害、控制、侵犯。

13. 基本欲望

决定自己在生命中的方向，捍卫自身利益，做强者。

14. 潜在情绪

过度自我。

15. 忧虑

害怕受到不公正对待。

16. 强迫性行为

避免暴露自己的弱点。

Ⅸ．和平型人格

（一）优点

（1）随遇而安，知足常乐。

（2）耐心，冷静，容忍，倾听。

（3）善于为他人着想，善于平衡和协调冲突。

（二）不足

（1）得过且过，随波逐流。

（2）慢性子，懒惰，盲从，妥协，被动。

（3）缺少目标定位。

（三）性格特征

1. 面部表情

很少笑容，似睡非睡。

2. 眼神

朦胧，木然。

3. 讲话方式

间接，仿佛没有中心思想，声线低沉，语速较慢。

4. 常用词汇

随便啦；随缘啦；你说呢；让他去吧；不要那么认真嘛。

5. 身体语言

柔软无力，东歪西倒。

6. 外表特征

平静，简单，陈旧，舒服，自在，有时衣衫不整而略显邋遢。

7. 着装特征

喜欢色彩，尤其是自然纯正的颜色；服装随意最好；不买贵的；不刻意追求名牌。

8. 心理创伤

感到自己被他人遗忘。

9. 防御机制

避免冲突。

10. 习惯性行为

按照自己的节奏、不紧不慢地生活。

11. 主要人格特征

善于克制情绪，把握分寸，善于倾听。

12. 基本恐惧

失去，分离，被消灭。

13. 基本欲望

维系内心平静及安稳。

14. 潜在情绪

怠惰。

15. 忧虑

害怕冲突。

16. 强迫性行为

压抑自己内心怒火，不与他人发生冲突。

四、与各型人格的沟通技巧

（一）与完美型人沟通技巧

1. 尊重其原则、标准

与完美型人相处，我们应理解他们的高标准。无论对待自己还是他人，他们都一样地严谨和苛刻，努力追求完美。如果你不能做到完美型人的要求，最好主动向其说明情况。

2. 守时、守诺、守法

在和完美型人交往过程中，一定要尽量遵守其规则。如不能遵守，应及时告知。相反，将会在完美型人心中失去诚信。

3. 激励并规定时限

如果有任务交给完美型人去做，应时不时地鼓励他们，并规定期限和既定目标，如此完美型人将全力以赴地达成目标。

4、差遣完美型人

要让完美型人为你所用，必须做到：他们喜欢以礼相待、有法可依、有规可循的社会环境，愿意从事制定程序并有监督机制的工作。

(二) 与助人型人沟通技巧

1. 尊重其友善、 博爱的天性

应该尊重并理解助人型人，他们对很多人都很好，因为他们通过满足别人的愿望来获得爱和安全感。为寻求认可，他们建立了一套灵敏的雷达系统，能够迅速探测到他人的情绪和喜好。

2. 私下表示关心、 认可

对助人型人的赞美需要在私下里进行，因为只有这样他们才能接收到。如果在大庭广众下赞美他们，会让他们觉得你只是客气一下而已。如果私下赞美他们，对他们发自内心的感谢，会让助人型人获得极大的满足感，进而对你越来越好。

3. 激发其热情

对于助人型人，应鼓励他们发挥自己优势，对他们给予的好处有所回报并表示感谢。

4. 差遣助人型人

要让助人型人为你所用，必须做到：先请求帮助，而后一定要给予赞美、感谢或表扬。

（三） 与成就型人沟通技巧

1. 尊重其目的性、 方法多、 变色龙

对成就型人的性格，应给予尊重和理解。此类型人目标明确，为达目标，坚持不懈，甚至有时会不择手段、不讲原则。他们行动力强，甘愿冒险，充满激情，吃苦耐劳，尽心尽力。

2. 在众人面前赞美、 表扬

对成就型人来说，他们最喜欢万众瞩目的滋味，所以一切表扬都应是当众的，这样他们会很有满足感。

3. 不断给予激励

要看到成就型人身上的闪光点，不断激发他们获取成功的欲望。

4. 差遣成就型人

要让成就型人为你所用，必须做到：为其设定目标，达成后鼓励，而后再为其设定更高的目标。因为此类型人多半会被具有成就感的工作所吸引，喜欢更具有发展空间的职位。

（四） 与自我型人沟通技巧

1. 尊重其独特性、 个性化

自我型人总是担心自己会变得和他人毫无差别，过平庸的生活。因此，我们要理解他们的特立独行。

2. 一对一交流

在与自我型人交往时，尽量与他们一对一地交流。在交流中与他们称知己，让他们觉得自己是独特的、与众不同的，并尽量不把自我型人与他人比较。

3. 激励与理解

应看到自我型人与众不同的创造力，激励他们追逐梦想、不断创新。此外，理解并尊重他们，鼓励他们为了梦想，勇于行动。

4. 差遣自我型人

要让自我型人为你所用，必须做到：在某一领域内，完全授权给自我型人，并不断给予默默支持。

（五）　与智慧型人沟通技巧

1. 尊重其专业性、技术性

智慧型人喜欢用知识武装自己，认为知识就是力量。与此类型人交往，要虚心向他们学习，并尊重他们的专业和技术。

2. 只谈专业不谈其他

与智慧型人谈事，只需就事论事，不要涉及人际关系、交情之类的东西。因为此类型人喜欢与世隔绝，不受情感困扰。

3. 差遣智慧型人

要让智慧型人为你所用，必须做到：让其成为某一领域的精英，使其发明创造成为"专利"，并公布于众。这会让智慧型人真实地感受到知识的力量，从而激发出无限的工作热情。

（六）与疑惑型人沟通技巧

1. 尊重其疑惑性、不确定性

疑惑型人就像一台红外线扫描仪，总是习惯在所处环境中的各个角落搜索可能对他们产生危害的迹象；总是想探测他人内心，了解他人的真实想法。

2. 说结果也说过程

与此类型人交往，一定要把事情的前因后果、发展过程，事无巨细地跟他们讲清楚，消除他们的顾虑和不安，让他们产生信任感。

3. 未雨绸缪是其良好品质

疑惑型人的未雨绸缪是其良好品质。在适当时机鼓励他们，放手让他们独立筹划活动，定会做得万无一失。

4. 差遣疑惑型人

要让疑惑型人为你所用，必须做到：引导其发现工作中的纰漏、风险，并助其完善。对此类型人不要作空头承诺，他们只相信最后的兑现。只有让疑惑型人充分信任你，他们才会死心塌地地为你工作。

（七）　与活跃型人沟通技巧

1. 尊重其不稳定性、多样性及自作聪明

活跃型人天生积极乐观，对世界充满好奇，对未来充满憧憬，像是永远长不大的孩子。我们应理解此类型人的多样性、不稳定性，以及他们的小聪明。

2. 不说服、不争辩、不束缚、不压抑

面对此类型人，要让其尽情地发挥他们的孩子气，不压制他们，不跟他们争辩，不给他们束缚，让他们的乐观和兴趣充分地在阳光下展示。

3. 激发其创造力

活跃型人兴趣广泛，激情四射，是工作上的多面手，而且创造力旺盛，经常能想到惊人的点子，所以要经常鼓励他们，称赞他们，不断激发他们的创造力。

4. 差遣活跃型人

要让活跃型人为你所用，必须做到：以美梦吸引，以美食佳肴诱惑，以签字画押引导。他们定会成为出色的计划者、组织者和创意者。

（八）　与领袖型人沟通技巧

1. 尊重其对权力的欲望

领袖型人是强壮的公牛，却愿意成为弱小者的保护伞。他们对权力有着渴望，想成为正义的使者。

2. 公开、公平、公正

要理解领袖型人为正义而战的心情，他们会为了成就伟大的事业而费心费力。在与他们交流时，要直奔主题、言简意赅，并毫不保留地表示出对他们的尊敬。

3. 激发其正义感

领袖型人是天生的领导者。与此类型人交往时，应鼓励并激发他们的正义感，让他们觉得自己是领导，对每个成员负有责任和义务，这样他们便会亲力亲为，带领团队达成目标。

4. 差遣领袖型人

要让领袖型人为你所用，必须做到：无论官职大小，必予之；无论功名大小，必夸之。充分满足领袖型人的控制欲，让他们成为一手掌握控制权，一手把持公平原则的领导。

（九）与和平型人沟通技巧

1. 尊重其随遇而安、不思进取

和平型人喜欢享受当下、知足常乐，学会了寻找爱的替代品，他们是和平的维护者，是矛盾的调节者。他们总是站在中间听取各方意见，却不知道自己的观点是什么。我们要理解他们，并尊重他们的随遇而安。

2. 交流要语气和缓

与和平型人交流，尽量要让自己的语气和缓、不急躁，因为他们不喜欢争吵，不喜欢矛盾。

3. 激发其与人为善的特性

激发和平型人与人为善的潜质，发自内心地赞美他们的中庸之道。因为他们有能力化敌为友，让生活更加和谐。

4. 差遣和平型人

要让和平型人为你所用，必须做到：制定时间表，让其遵照执行，不问结果，只问进度。在工作中，和平型人关注细节，有条不紊，但是可能太过注重细节而拖延时间，因此仅需时不时地询问一下进度。

附三：九型人格简易测试题

9（　）（1）我很容易迷惑。

1（　）（2）我不想成为一个喜欢批评的人，但很难做到。

5（　）（3）我喜欢研究宇宙哲理。

7（　）（4）我很注意自己是否年轻，因为那是找乐子的本钱。

8（　）（5）我喜欢独立自主，一切都靠自己。

2（　）（6）当我有困难时，我会试着不让人知道。

4（　）（7）被人误解对我而言是一件十分痛苦的事。

2（　）（8）施与比接受会带给我更大的满足感。

6（　）（9）我常常设想最糟的结果，而使自己陷入苦恼。

6（　）（10）我常常试探或考验朋友、伴侣的忠诚。

8（　）（11）我看不起那些不像我一样坚强的人，有时我会用种种方式羞辱他们。

9（　）（12）身体上的舒适对我来说非常重要。

4（　）（13）我能触碰生活中的悲伤和不幸。

1（　）（14）如果别人不能完成他们的分内事，会令我失望和愤怒。

9（　）（15）我时常拖延问题，不去解决。

7（　）（16）我喜欢带有戏剧性的、多姿多彩的生活。

4（　）（17）我认为自己非常不完美。

7（　）（18）我对感官需求特别强烈，喜欢美食、服装、身体的触觉刺激，并纵情享乐。

5（　）（19）当别人请教我问题时，我会讲解得很清楚。

3（　）（20）我习惯推销自己，从不觉得难为情。

7（　）（21）有时我会放纵和做出逾越的事。

2（　）（22）帮不到别人会让我觉得痛苦。

5（　）（23）我不喜欢别人问我广泛而笼统的问题。

8（　）（24）在某方面，我有放纵的倾向（如食物、药物等）。

9（　）（25）我宁愿适应别人（包括我的伴侣），而不会反抗他们。

6（　）（26）我最不喜欢的一件事就是虚伪。

8（　）（27）我知错能改，但由于我执著好强，周围人还是感觉到有压力。

7（　）（28）我常觉得很多事情都很好玩、很有趣，人生真是快乐。

6（　）（29）我有时很欣赏自己充满权威；有时又优柔寡断，依赖别人。

2（　）（30）我习惯付出多于接受。

6（　）（31）面对威胁，我可能变得焦虑，也可能对抗迎面而来的危险。

5（　）（32）我通常是等别人来接近我，而不是我去就接近他们。

3（　）（33）我喜欢当主角，希望得到大家的注意。

9（　）（34）别人批评我，我不会回应和辩解，因为我不想发生任何争执与冲突。

6（　）（35）我有时期待别人的指导，有时却忽略别人的忠告径直去做我想做的事。

9（　）（36）我经常忘记自己的需要。

6（　）（37）在重大危机中，我通常能克服自己的质疑与焦虑。

3（　）（38）我是一个天生的推销员，说服别人对我来说是一件很容易的事。

9（　）（39）我不相信我一直都无法了解的人。

8（　）（40）我喜欢依惯例行事，不大喜欢改变。

9（　）（41）我很在乎家人，对家庭忠诚和包容。

5（　）（42）我被动而优柔寡断。

5（　）（43）我很有包容力、彬彬有礼，但与他人的感情互动不深。

8（　）（44）我沉默寡言，好像不会关心别人似的。

6（　）（45）当我沉浸在工作或我擅长的领域时，别人会觉得我冷酷无情。

6（　）（46）我常常保持警觉。

5（　）（47）我不喜欢需要对人尽义务的感觉。

5（　）（48）如果不能完美地表态，我宁愿不说。

7（　）（49）我的计划比我实际完成的还要多。

8（　）（50）我野心勃勃，喜欢挑战和登上高峰的经验。

5（　）（51）我倾向于独断专行，并自己解决问题。

4（　）（52）我很多时候感到被遗弃。

4（　）（53）我常常表现得十分忧郁，充满痛苦而且内向。

4（　）（54）初见陌生人时，我会表现得很冷漠、很高傲。

1（　）（55）我的面部表情严肃而生硬。

4（　）（56）我很飘忽，常常不知自己下一刻想要什么。

1（　）（57）我常挑剔自己，希望不断改善自己的缺点，以成为一个完美的人。

4（　）（58）我感觉敏锐，思想深刻，并怀疑那些总是很快乐的人。

3（　）（59）我做事有效率，也会找捷径，模仿力特强。

1（　）（60）我讲理，重实用。

4（　）（61）我有很强的创造天分和想象力，喜欢将事情重新整合。

9（　）（62）我不要求得到太多的关注。

1（　）（63）我喜欢每件事都井然有序，但别人会认为我过分执著。

4（　）（64）我渴望拥有完美的心灵伴侣。

3（　）（65）我常夸耀自己，对自己的能力十分有信心。

8（　）（66）如果周围人的行为太过分时，我准会让他难堪。

3（　）（67）我外向、精力充沛、喜欢不断追逐成功，这让我感觉良好。

6（　）（68）我是一位忠实的朋友和伙伴。

2（　）（69）我知道如何让别人喜欢我。

3（　）（70）我很少看到别人的功劳和好处。

2（　）（71）我很容易看到别人的功劳和好处。

3（　）（72）我嫉妒心强，喜欢跟别人比较。

1（　）（73）我对别人做的事总是不放心，批评一翻后，自己动手再做。

3（　）（74）别人会说我常常戴着面具做人。

6（　）（75）有时我会激怒对方，引起莫名其妙的争吵。实际上，我是想试探对方爱不爱我。

8（　）（76）我会极力保护我所爱的人。

3（　）（77）我常可以保持兴奋的情绪。

7（　）（78）我只喜欢与有趣的人交朋友，对一些不善言辞的人却懒得交往，即使他们看起来很有深度。

2（　）（79）我常往外跑，四处帮助别人。

3（　）（80）有时我会讲究效率而牺牲完美和原则。

1（　）（81）我似乎不太懂得幽默，没有弹性。

2（　）（82）我待人热情而有耐性。

5（　）（83）在人群中，我时常感到害羞和不安。

8（　）（84）我喜欢效率，讨厌拖泥带水。

2（　）（85）帮助别人获得快乐和成功是我重要的成就。

2（　）（86）我付出时，别人若不欣然接纳，我便会有挫折感。

1（　）（87）我的肢体硬邦邦的，不习惯别人热情的付出。

5（　）（88）我对大部分的社交集会不感兴趣，除非有我熟识的和喜爱的人。

2（　）（89）很多时候，我会有强烈的寂寞感。

2（　）（90）人们很乐意向我表白他们所遭遇的问题。

1（　）（91）我不但不会说甜言蜜语，而且别人还会觉得我唠叨不停。

7（　）（92）我常担心自由被剥夺，因此不喜欢作承诺。

3（　）（93）我喜欢告诉别人我所做的事和所知的一切。

9（　）（94）我很容易认同别人为我所做的事和别人所知的一切。

8（　）（95）我要求光明正大，为此不惜与人发生冲突。

8（　）（96）我很有正义感，有时会支持不利的一方。

1（　）（97）我注重小节而效率不高。

9（　）（98）我易感到沮丧和麻木，这两种情绪要远多于愤怒。

5（　）（99）我不喜欢具有侵略性或过度情绪化的人。

4（　）（100）我非常情绪化，一天里喜怒哀乐情绪多变。

5（　）（101）我不想让别人知道我的感受与想法，除非我告诉他们。

1（　）（102）我喜欢刺激和紧张的关系，而不喜欢稳定和依赖的关系。

7（　）（103）我很少用心去在乎别人的心情，只喜欢说说俏皮话和笑话。

1（　）（104）我是循规蹈矩的人，秩序对我而言十分重要。

4（　）（105）我很难找到真正被爱的感觉。

1（　）（106）假如我想要结束一段关系，我要么直接告诉对方；要么激怒他，让他离开我。

9（　）（107）我温和平静，不自夸，不喜与人竞争。

9（　）（108）我有时善良可爱，有时又粗野暴躁，很难捉摸。

1 号 共计（　）个记号　　完美型
2 号 共计（　）个记号　　助人型
3 号 共计（　）个记号　　成就型
4 号 共计（　）个记号　　艺术型
5 号 共计（　）个记号　　智慧型
6 号 共计（　）个记号　　疑惑型
7 号 共计（　）个记号　　活跃型
8 号 共计（　）个记号　　领袖型
9 号 共计（　）个记号　　和平型

参考文献

［1］沈杰. 沟通无处不在［M］. 北京：新世界出版社，2009.7.

［2］周晓孟，沈智. 国人必知的 1000 个心理学常识［M］. 北京：万卷出版公司，2011.10.

［3］张海燕. 芳香保健师国家职业资格培训教程［M］. 北京：中国劳动社会保障出版社，2011.7.